THE
中医協

その変遷を踏まえ
健康保険制度の
『今』を探る

佐藤敏信

薬事日報社

はじめに

　少し前に、「医療崩壊」が大きな話題になり、社会問題にまでなったのを記憶しておられるだろうか。その言葉の発信元は、虎の門病院におられた小松秀樹先生ということになろう。小松先生は、その著書『医療崩壊』（朝日新聞社）で、わが国の医療の置かれている状況、そしてその背景について証拠を挙げながら、丹念に分析・検討され、その処方箋について、結論部分で「大きな権限を持つ国民的会議を開催し（中略）国民的合意を形成することを提案する。いうなれば『医療臨調』である」とお書きになっている。

　全体を通しては、医療に対する国民の認識や要求に医療側がどう対応すればいいのかがテーマとなっているが、そうした対応の基礎となるべき負担と給付のあり方について筆者なりに要約すれば、「国民が負担を嫌がり政府はこれに引きずられた。わが国の租税負担の対国民所得比は、OECD中、下位に位置し（筆者注・発行当時）、必要な給付ができない。医療費が抑制されたにもかかわらず、国民やマスコミは医療安全の要求を非現実的なレベルにまで高めた。費用やシステムの問題が医療提供者個人の善悪の問題とされ、医療現場の労働環境は悪化、医療提供者は疲弊した」ということだろう。

　実は現時点においてもこの状況は変わっていないと思う。小松先生の著書にも一貫して記載されているように、医療の安全に加えて医療の質そのものや健康回復における医療の寄与についても、患者・国民の側に誤解や過大な期待があるのではないか。さらに付け加えると、疾病は現在考えられる最高の医療をもってしても、しばしば回復にまで至らないことがあるが、それがあたかも医療の失敗や不十分さとして理解される

傾向にあるのではないか。

　一方、質の高い医療を実現し、持続するための財源問題についての議論は十分とは言えまい。ご承知のように、2016年6月1日に、安倍晋三首相が消費税率引き上げの再延長を国民に対し正式に表明した。そもそも高齢化で増え続ける年金や医療などの社会保障費を賄う狙いで税率を上げることとしていたはずなので、この表明によって、当面、社会保障費への追加的な財源は見込めなくなった。もちろん保険料および保険料率のアップの議論もないので、そうなると、残された道は「適正化」、すなわち節約しかない。

　この節約には大きく2つの方法が考えられる。診療報酬の場合でいうと、単純にどの診療行為についても聖域なく無駄を省き、効率化するということ。もう1つは、効果の高い医療行為に対しては十分な評価を行い、それ以外のものは、それなりの評価とする、いわば「配分の見直し」ということになろう。

　筆者が厚生労働省の保険局医療課長の時代は、このうちの後者の節約方法、つまり「配分の見直し」がキーワードであった。おりしも民主党政権下（2009〜12年）であり、話題となった事業仕分けにおいても、診療報酬分野においてはこの配分の見直しが指摘事項となった。

　さて、診療報酬制度を通じてのこうした医療費の配分や医療技術の評価などの分野で大きな役割を果たしてきたのは、厚生労働省の中央社会保険医療協議会（以下、中医協）である。中医協は、厚生大臣（当時）の諮問機関の1つとして、1950年に設置された。以来、医療・医薬品の進歩、医療ニーズの変化に伴う新たな医療技術（機器の利活用を含む）や医薬品の適用及び評価の見直し、それらの技術等に対する支払額の決定及び評価の見直しなどについて、専門的な立場から議論を行ってきた。

ところが、ここのところ中医協の位置づけに変化が見られる。具体的には、2016年の冬あたりから、首相直属の機関である経済財政諮問会議が、薬価基準制度の見直しに始まり、医師の技術料についても提言するのではないかとの報道がなされた。その後も、首相が議長を務める未来投資会議の第7回会合（2017年4月）において、遠隔診療やセンサー、ロボットの積極的な活用推進について、一歩踏み込み、次期診療報酬改定に盛り込むべきとの意向が示されている。『安倍・菅一強体制』（安倍総理、菅義偉官房長官）の下、省庁間の力関係では『経産省王朝』とさえ称される中で、官邸や、より上位の機関が中医協に先んじて、もしくは中医協の議論とは必ずしも符合しない形で、具体的かつ重要な政策提言を行っていく方向に動き出しているようにも見える。

　こうした動きはあるにせよ、今日に至るまで、中医協こそが、40兆円超と、実に防衛予算の8倍に相当する医療費の「配分」の議論の場であったと言える。

　本書では、時代の流れや事件の中で、中医協の組織や役割に変化があったことに触れながら、その変遷と意義、さらには外部からの動き、働きかけについて言及し、今後の医療・医療制度の方向性についても展望したい。

　ところで本書を著すこととなった経緯やその思いについても少し触れておきたい。前述にあるように筆者は2008年の7月、厚生労働省保険局の医療課長に就任した。40兆円余の医療費配分を行う担当課である。2010年度の診療報酬改定に向けて、中医協やその下部組織で問題点等が検討され、いよいよその議論が本格化するという矢先の2009年9月、民主党政権が誕生した。そこからは中医協の委員選任から事業仕分けなど、それまでの自民党政権下とは異なる展開に驚きと緊張の日々だった。わくわくするような経験もしたが、どちらかというと辛いことの方

が多かったかもしれない。いつか、その時のことを書きたいとの思いはあった。その後、自民党が政権に返り咲いたが、政高官低は完全に定着した。そうした中で、官僚たちがその現実をどう受け止め、そして日々の業務をこなしているかについて書き残したいとの思いもあった。

　一方、医療関係者からは、しばしば、財務省や厚生労働省が今後どういう政策を打ち出すのかわからないとの声を聞く。しかし、今は、各種の審議会や検討会の内容はほぼすべてが公開されている。またネットを中心にしたメディアも、かなり正確な記事を発信している。これらを丹念に読み込めば相当のことがわかり、将来予測もできる。そこで、そうした情報を整理し、解釈するための基礎的な知識、それに公表資料の行間を読み取るコツのようなものをお伝えできればとの思いもあった。

　そのような中で、薬事日報社から書籍出版のお話を頂いた。当初は病院や大学で学ぼうとする方や病院経営の舵取りを担っている方に向けた、保健医療制度の入門書風に書き始めた。しかし筆を進めるうちに、前述のような過去の経験談や、最近の政治情勢、行政の動きについても書いてみたくなった。そのため、いくぶん散漫な内容になったかもしれないが、ご容赦頂きたい。

目　次

はじめに　　i

第 1 章　わが国の医療制度と中医協 ………………………… 1

1　わが国の医療保険制度の特徴と中医協　5

2　中医協の始まり　7

3　中医協委員の構成と組織　8

第 2 章　中医協と診療報酬改定 ……………………………… 13

1　医療保険制度とは　15

2　診療報酬とは　22

3　診療報酬・薬価改定は 2 年ごと　23

(1)　改定のプロセスとスケジュール　23
(2)　改定スケジュール　24
(3)　薬価基準について　26
(4)　薬価の決め方（薬価算定）　29
(5)　新医薬品の薬価算定　31
　　　薬価算定と中医協　31
(6)　医療機器・材料・体外診断用医薬品　32
　　① 医療機器等と診療報酬　32
　　② 特定保険医療材料　33
　　③ 体外診断用医薬品　35

v

第3章　中医協のあり方変えた出来事 ·················· 37

1 医療費亡国論の公表　39

2 中医協のあり方変えた「下村―臼田事件」　40

　事件後に位置づけ変貌　41

3 民主党政権発足で一変する中医協　43

4 中医協が事業仕分けの俎上に　45

5 2002年度に中医協史上初のマイナス改定－その舞台裏－　52

　2号側同士も攻防の時代へ　53

第4章　ステークホルダー／主導権の変遷 ············· 57

1 武見日医会長と厚生省・中医協　59

2 役所主導への変化　60

3 自民党と厚労省・中医協　62

4 官邸・経産省時代へ　65

5 薬価改革も官邸が主導　71

6 消費増税の使途の変更がもたらすもの　72

■目　次

^第5^章　今日的課題 ……………………………………… 79

1　財源をどう確保するのか　81

2　合理的・科学的意思決定の時代　83

3　データが物をいう時代　86

　(1)　データに基づく議論 - DPC と NDB　86
　(2)　NCD と外科の評価　90
　(3)　内科系技術の評価　94

4　制度・システムの簡素化が必要だが　96

5　高額医薬品問題　97

6　医療技術評価と医師・医療機関の機能・能力評価　100

7　地域医療構想による影響　103

8　生き残り策とは　112

9　わが国の医療の持続可能性　115

10　わが国の医療は本当に効率的なのか　119

11　2018（平成30）年度診療報酬改定の焦点　124

12　地域包括ケアシステムと予防・健診の行方　132

これから　137

参考文献　139

索　引　140

第1章

わが国の医療制度と中医協

わが国における現在の医療制度・医療政策は、ともに1948年7月に成立した医療法と医師法がその基本になっている。医療法は、簡単にいうと「ハコ」（病院と診療所など医療機関）について、最低限の規格や基準を定めているものである。具体的に例を挙げると、届出上承認されている場所でなければ医療を提供してはならないこと。それぞれの施設を管理する者には一定の資格が必要であること。医療機関内は常に清潔にすること。放射線照射を行う場所はこれを遮断する壁がなければいけないこと——などとなっている。これらの枠組みはほとんど変わらないままだったが、1985年になって**医療計画**（地域医療計画）が盛り込まれた（**図表１**）。

一方、ハコとは別の基準が「人」にもある。具体的には、医師法などの身分法を定め、医師や薬剤師など国家資格としての免許制度を整え、その国家試験に合格した人に対し、「医療の担い手」として権限を与え、同時に国民・患者にも一定の質の保証をするものである。

このように、ハコ（医療機関）と人（医療の担い手）を規定することで、「一定の資格と権限を付与されたプロ」が医療を提供するという仕組みになっているのである。言葉を変えて言うと、行政側が細部まで規定をし、干渉しなくとも、プロフェッショナル・オートノミー、すなわち職業人としての自己統治で適切な医療を提供してくれるはずという"性善説"の立場に立っているのである。

これらの質の保障の上に、医療機関が医療を提供し、患者が医療サービスを享受していくことになるが、それを財源の面で保障するのが、医療保険制度という仕組みである。

図表1 ■ 医療計画制度について（2006年・第5次医療法改正時のもの）

趣旨

■各都道府県が、厚生労働大臣が定める基本方針に即して、かつ、地域の実情に応じて、当該都道府県における医療提供体制の確保を図るために策定。

■医療提供の量（病床数）を管理するとともに質（医療連携・医療安全）を評価。

■医療機能の分化・連携（「医療連携」）を推進することにより、急性期から回復期、在宅療養に至るまで、地域全体で切れ目なく必要な医療が提供される「地域完結型医療」を推進。

■地域の実情に応じた数値目標を設定し、PDCAの政策循環を実施。

記載事項

■四疾病五事業（※）に係る目標、医療連携体制及び住民への情報提供推進策

■居宅等における医療の確保　■医師、看護師等の医療従事者の確保

■医療の安全の確保　　　　　■二次医療圏、三次医療圏の設定

■基準病床数の算定　等

※四疾病五事業…四つの疾病（がん、脳卒中、急性心筋梗塞、糖尿病）と五つの事業（救急医療、災害時における医療、へき地の医療、周産期医療、小児医療（小児救急医療を含む））をいう。

【基準病床数制度】

■二次医療圏等ごとの病床数の整備目標であるとともに、それを超えて病床数が増加することを抑制するための基準となる病床数（基準病床数）を算定。

■基準病床数制度により、病床の整備を病床過剰地域から非過剰地域へ誘導し、病院・病床の地域偏在を是正。

【医療連携体制の構築・明示】

■四疾病五事業ごとに、必要な医療機能（目標、医療機関に求められる事項等）と各医療機能を担う医療機関の名称を医療計画に記載し地域の医療連携体制を構築。

■地域の医療連携体制を分かりやすく示すことにより、住民や患者が地域の医療機能を理解。

（厚生労働省「医療計画の概要について」）

1 わが国の医療保険制度の特徴と中医協

　わが国の医療保険制度は皆保険制度であるが、その特徴は、貧富の差や住所地、疾病の種類や年齢等の状況を問わず、国民に広くあまねく、診療の機会を均等に提供するものである。しかも、患者の自己負担額について見れば、高額療養費制度等によって、きわめて低廉な価格で提供するものである。

　その結果、わが国の健康水準は、長年にわたって世界のトップレベルに君臨していると言える。この点については後述する。

　そのための仕組みとして、**診療報酬**（点数表）という全国一律の「公定価格」による医療費の配分がある。医療の受益者である患者に対して、公平、均等に医療を提供する一方で、供給者たる医療機関に対しても、場所や診療科を問わず基本的には同一の条件（価格）で、医療提供にかかった費用が支払われるのである。

　考えてみると、通常の財やサービスは、市場において基本的には自由に提供され、その価格は供給量（あるいは消費量）に応じて自然に決定されるものである。つまり「消費者と供給者との共同作業」によって「適正価格」が決まってくる。

　ところが、医療保険制度においては、一般の財やサービスの場合と異なり、政府によって量も価格もコントロールされてきたのである。そして、この価格決定に大きく関与してきたのは、厚生労働省（以下、厚労省）と中医協なのである。

　公定価格による医療費の配分に当たっての基本的なスタンスは、医療の進歩や患者ニーズの変化を踏まえつつ、より広く普及したいと考える診療行為に対しては充分な価格（保険点数）を設定し、そうでない診療行為については、比較的低めの価格設定をする、というものである。こ

うした価格の操作によって、医療の提供側の選択を促し、結果として緩やかな政策誘導が行われてきたのである。医療法やその枠組みの場合との違いは、もし医療機関が、決められた点数を算定・請求しないとしても、直ちに罰則等が加えられるということではなく、あくまで現場の判断と自主性に任されるということである。

　もちろん、ルールから逸脱した請求、違法な請求があれば、審査後に返還請求、最終的には保険医療機関の認定取り消し、あるいは保険医の取り消しまで進むこともある。いずれにしても何段階かのペナルティ的な仕組みが用意されている。

　近年、こうした体系に変化が表れている。その最初の動きは、前述の1985年の医療法の一部改正による「医療計画」であろう。

　当時の通知（発健政第112号）には、医療法改正の趣旨について「病院、診療所の在り方を含めた医療制度に係る根本的な見通しの第一歩として、地域の体系だった医療供給体制の整備を促進するため、医療資源の地域的偏在の解消、医療施設相互の機能連係の確保等を目的とする都道府県における医療計画の策定、推進等について定めることを中心とし、併せて、医療法人に対する指導監督規定の整備等を行うもの」とある。

　ただ、その場合であっても、既得権、すなわち各病院等が保持する病床の現状維持は認められ、新たに建設しよう、増床しようというときに限って、この規定が適用されることになっていたのである。

　もう一つは、2002年度診療報酬改定にかかる「下村―臼田事件」（40ページ参照）を機に、中医協の位置づけが再検討されたことである。結果として「診療報酬の改定率は内閣府が決定し、改定の基本方針は社会保障審議会の医療部会と医療保険部会で決定する」こととなった。そして「中医協は、個別の診療報酬点数を協議すること」となり、権限が縮小されたのである。

第1章 ■ わが国の医療制度と中医協

2 中医協の始まり

　あらためて歴史を振り返ってみよう。1950年3月31日、厚生大臣（当時）の諮問機関として、社会保険医療協議会法に基づき、旧厚生省に「中央協議会」（中医協）が、各地方厚生局（地方厚生支局を含む）に、地方社会保険医療協議会が設置された。中医協の所管事項（役割）は、同法第2条第1項に規定されているが、「診療報酬等に関する事項」について、厚生労働大臣の諮問に応じて審議し、文書をもって答申するほか、自ら厚生労働大臣に文書をもって建議することができるとなっている。

　ここでいう診療報酬とは、保険医療機関等が行う診療行為に対する対価として公的医療保険から支払われる報酬である。保険適用とする診療行為の範囲を定める「品目表」と、それぞれの診療行為の公定価格を定める「価格表」としての性格を併せ持っている。

　診療報酬改定自体は、改定率の決定と診療報酬改定に対する基本方針を踏まえた具体的な診療報酬点数の設定という、2つのプロセスを経て行われ、中医協はその両方の権限を有していた。しかし、前述のとおり、下村－臼田事件がきっかけとなって、その権限が、「個別の診療報酬点数の協議」に縮小されることになる。

　そもそも、中医協という組織は、当事者による協議の組織である。当事者とは後述の、支払側と診療側である。前者は健康保険の保険者等、後者は医師等の委員を指す。そしてその協議に際して必要に応じて裁定等を行う公益委員がいる。平素はこの当事者及び公益委員で議論を行うが、診療報酬改定の時期になると、その点数の設定に当たって厚生労働大臣（以下、厚労大臣）の諮問を受けて、答申を行うという仕組みになっている。詳細は次項に示す。

　近年、全体の医療費が膨らみ続けるなかで、一般会計のなかでの医療

7

費のシェア（金額）が大きく膨らみ、財務側の発言が重みを増すように
なっていった。このような中医協、担当官庁以外の「第3者」、つまりス
テイクホルダーの変遷については後述する。

3 中医協委員の構成と組織

　中医協組織の構成は、社会保険医療協議会法で、「次に掲げる委員二十
人をもつて組織する」と規定されている。すなわち、①**支払側委員**（健
康保険、船員保険及び国民健康保険の保険者並びに被保険者、事業主及
び船舶所有者を代表する委員、7人）、②**診療側委員**（医師、歯科医師及
び薬剤師を代表する委員、7人）、③**公益委員**（公益を代表する委員、6
人）である。

　また、必要に応じて規定による委員の構成について適正を確保するよ
うに配慮しつつ、臨時委員を置くことができる他、専門事項を審議する
ため必要がある時には、その都度、各10人以内の専門委員を置くことが
できるとされる（**図表2**）。

　なお、通常、この3つの立場の委員は1号側、2号側及び公益側委員
と別称で呼ばれることが多い。1号側とは支払側、2号側とは診療側を
さす。1号側は健康保険組合連合会など保険者、サラリーマン等の被保
険者、自治体の長などを含む事業主等の代表らが並ぶ。2号側は医師5
人、歯科医師及び薬剤師を代表する委員各1人で構成され、主に医師会
の代表3人、病院側代表2人、歯科医師会側、薬剤師会側各1人となっ
ている。公益を代表する委員の多くは大学教授である。

　なお、2004年4月の下村－臼田事件を機に、委員の「3者構成・20名
体制」は維持されたが、その人数配分が変更された。すなわち、公益代

第1章 わが国の医療制度と中医協

図表2 ■ 中医協委員の構成

支払側委員（1号側）	健康保険、船員保険及び国民健康保険の保険者並びに被保険者、事業主及び船舶所有者を代表する委員	例）全国健康保険協会、健康保険組合連合会などの理事等	7人
診療側委員（2号側）	医師、歯科医師及び薬剤師を代表する委員	例）日本医師会、日本病院会、日本歯科医師会、日本薬剤師会の副会長・理事等	7人
公益委員（3号側）	公益を代表する委員（＊両議院の同意必要）	主に大学教授等	6人
専門委員	（＊当該専門の事項に関する審議が終了時に解任）		その都度10人以内

表は4人から6人に増員する一方、支払側委員、診療側委員はそれぞれ1人ずつ減員され各7人となった。しかも、従来は全て日本医師会からの推薦であった医師5人の委員のうち、2人は病院団体の代表とすることとなった。この構成は民主党政権時代に変化があったが、後述する。

　現在は、自民党政権時代の姿に戻っているが、2018年4月の改定を睨んで2017年の7月には前倒しで委員の交代があり、顔ぶれは一新した。

　厚労大臣の諮問機関であることから、各委員（臨時委員及び専門委員を含む）は厚労大臣が任命することになっている。法的には以下のように決められている。

> 　厚生労働大臣は、第一項第一号に掲げる委員の任命に当たっては医療に要する費用を支払う者の立場を適切に代表し得ると認められる者の意見に、同項第二号に掲げる委員の任命に当たっては地域医療の担い手の立場を適切に代表し得ると認められる者の意見に、それぞれ配慮するものとする（社会保険医療協議会法第3条第5項）。

　付言しておくと、ここにある「地域医療の担い手の立場を適切に代表し得ると認められる者」は、実態として日本医師会等の団体の推薦する

図表3 ■中医協の組織構成

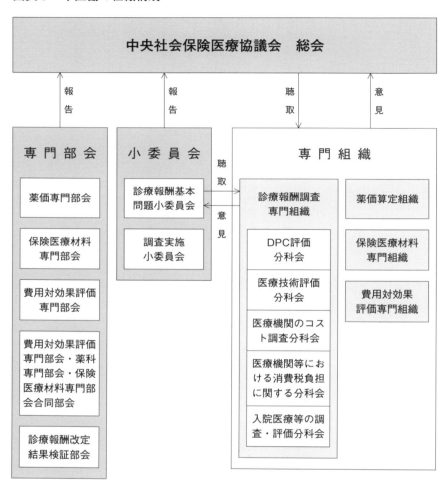

（2018年度の状況をもとに筆者作成）

第1章　わが国の医療制度と中医協

者とされてきた。公益委員の任命については、「両議員の同意を得なければならない」とされている（第3条第6項）。

　委員の任期については、同法第4条において、以下のように決められている。

　委員の任期は、二年とし、一年ごとに、その半数を任命する。
2　委員に欠員を生じたとき新たに任命された委員の任期は、前任者の残任期間とする。

　なお、関連組織を含む直近の組織構成は、医療の高度化、複雑化などを背景に**図表3**のようになっている。

第 2 章

中医協と診療報酬改定

1 医療保険制度とは

　わが国の医療保険制度については冒頭でも概略を述べたが、あらためてどのようなものか解説しておきたい。

　ご承知の通り、わが国の社会保障体系は、医療保険を含む社会保険（医療保険・年金）、児童手当、公的扶助、社会福祉、公衆衛生、さらに医療・環境政策等からなるが、その中核を担うのが社会保険であり、医療に関していうと医療保険制度である。

　医療に係る費用の一部または全部を拠出する「医療保険」の仕組み自体は、古く1922年に労働者を対象とした健康保険法として制定（1927年施行）され、その後農民等を対象とした国民健康保険法が1938年に制定及び施行された。

　国民健康保険は地域住民を対象とする普通国民健康保険組合（市町村単位）と、同種同業者で構成する特別国民健康保険組合により運営されていたが、敗戦とその後の混乱のなかで、事業を休廃止する組合が続出した。一方で、健康保険の適用が除外されていた零細企業の労働者とその家族や、国民健康保険事業を実施していない市町村の住民は、公的保険の無い状態に置かれていた。今のような国民皆保険制度とはほど遠い状況であった。

　そこで政府は1958年に市町村に国民健康保険事業の運営を義務付け、市町村に住所を有する者は被用者保険加入者等でない限り強制加入とする国民健康保険法の全面改正（1959年施行）を行い、1961年に市町村に対する義務化が実施された。これによってわが国の医療保険制度の最大の特徴である、国民誰もが一定の自己負担で必要な医療が受けられる**国民皆保険制度**が確立することになった。

　厚労省では、その特徴を①国民全員を公的医療保険で保障、②医療機

関を自由に選べる（フリーアクセス＊）、③安い医療費で高度な医療、④社会保険方式を基本としつつ、皆保険を維持するため、公費を投入——としている。

つまり、医療保険は「相互扶助」の考えの基、病気やけがに備え、収入に応じた保険料を徴収し、医療を受けた時に主として保険から医療費を支払う仕組みということになる。世界的にも優れたこの皆保険制度を通じ、比較的廉価でありながら高いレベルの医療水準と平均寿命とを維持している。一部には未だ、欧米と比べわが国の医療水準が低いとの認識もあるようだが、その点については調査データなどを引用しながら後述する。

医療保険の体系については、現在、サラリーマンが加入する被用者保険（職域保険）と、自営業者や退職者らが加入する国民健康保険（地域保険）、さらに医療保険の各制度からの拠出金及び公費とを財源とし、都道府県単位で広域連合が運営する後期高齢者医療制度（75歳以上の方が加入）の３つに大きく分類される。さらに被用者保険は、組合管掌健康保険（健保組合）、主に中小企業のサラリーマンが加入する全国健康保険協会の運営による全国健康保険協会管掌健康保険（協会けんぽ）、共済組合（国家公務員・地方公務員・私立学校教職員）、船員保険に分かれる。これら組織は「保険者」と言われ、中医協においては支払側であり、近年では、医療費の適正化、医療の効率的を医療者側に対し強く求めている。

医療費の支払いは、労働者側が保険者に収める医療保険（保険料）を基本にしつつ、受診する患者の自己負担と公費によりまかなわれている。

＊英語を字句通りに受け取ると「無料で受診できる」だが、わが国では長年にわたって「受診に際して、第三者の紹介や助言を必須とせず、希望する医療機関を自由に選べる制度」という意味で用いている。

第2章 ■中医協と診療報酬改定

通常の窓口負担は、かかった費用の3割、あるいは1割ということになる。この患者の自己負担割合については、その時々の政権・施策、世論や景気動向など様々な要素が絡み合ったなかで、大きく変遷してきた。たとえば、国民健康保険の場合は、1961年の時点では5割負担であったが、1968年には3割負担となった。一方、健康保険の場合は、被保険者本人は長らく10割給付、つまり負担ゼロであったが、1984年に1割負担となり、現在では3割負担となっている。高齢者の場合も、負担割合に変遷があった。1973年には70歳以上の医療費無料化が実現したものの、10年後の1983年には老人一部負担金が導入されるに至った。その後自己負担額は引き上げられ、現在では70歳未満は3割負担、70〜74歳は2割負担（現役並み所得者3割負担)、75歳以上は1割負担（現役並み所得者3割負担）となっている。

なお、1973年より医療費の自己負担が過重なものにならないよう、自己負担に一定の歯止めを設ける仕組みとして**高額療養費制度**が設けられている。患者は医療機関の窓口で自己負担額を支払った後に、月ごとの自己負担限度額を超える部分について、事後的に保険者を介して償還払いがされるという仕組みとなっている。

さて、保険医療機関に支払われた医療費、つまり国民医療費は高齢化の進展とともに増加してきた（**図表4**)。2015年度に42兆3,644億円となり、前年度より1兆5,573億円（3.8%）増加した。人口一人当たりの国民医療費は33万3,300円、前年度に比べ1万2,200円（3.8%）の増加となっている。なお、2016年度は41.3兆円で約2,000億円（0.4%）減少したが、診療報酬改定と抗ウイルス剤の薬価大幅引き下げにより一時的にマイナスになったとみられている。

さて、その国内総生産（GDP）に対する比率をみる場合、単純に国民医療費を分子とすれば7.96%（前年度7.88%)、国民所得（NI）に対する比率は10.91%（同10.79%）となるが、国際比較をする場合は、後述の

17

図表4 ■国民医療費の増加

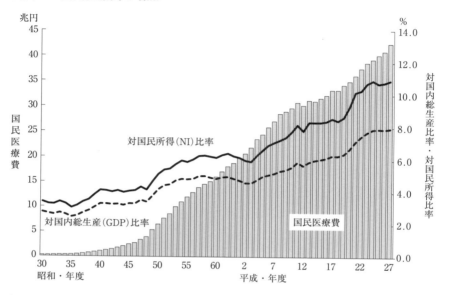

(厚生労働省「平成27年度 国民医療費の概況」)

OECDによる比較を用いることとなろう（121ページ、**図表35**を参照）。

2015年度医療費42兆3,644億円の内訳を制度別にみると、被保険者や被扶養者など医療保険等給付分は19兆8,284億円（構成割合46.8％）、後期高齢者分（75歳以上）は14兆225億円（33.1％）で、患者負担分は5兆2,042億円（12.3％）、公費負担医療給付分は3兆1,498億円（7.4％）等となっている（**図表5**、制度別国民医療費）。

医科診療医療費30兆461億円（構成割合70.9％）のうち、入院医療費は15兆5,752億円（36.8％）、入院外14兆4,709億円（34.2％）となっている。また、歯科医療費は2兆8,294億円（6.7％）、薬価調剤7兆9,831億円

第2章 中医協と診療報酬改定

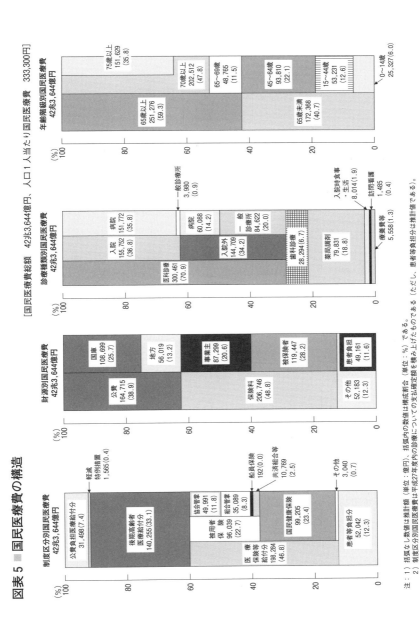

図表5 国民医療費の構造

図表6 ■ 財源別国民医療費の構成割合の推移

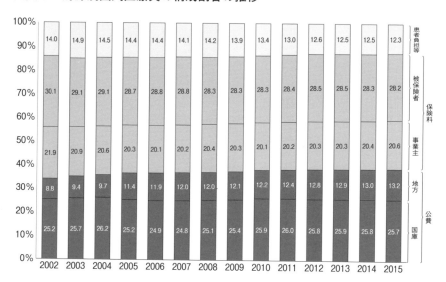

(厚生労働省「国民医療費の概況」をもとに筆者作成)

(18.8％)となっている(**図表5**、診療種類別国民医療費)。対前年度増減率をみると全体では3.8％の増加で、医科診療医療費は2.7％の増加、歯科は1.4％の増加、薬局調剤は9.6％の増加となっている。

　財源別にみると、公費は16兆4,715億円(構成割合38.9％)、そのうち国庫は10兆8,699億円(25.7％)、地方は5兆6,016億円(13.2％)となっている。保険料は20兆6,746億円(48.8％)、そのうち事業主は8兆7,299億円(20.6％)、被保険者は11兆9,447億円(28.2％)となっている。また、その他は5兆2,183億円(12.3％)、そのうち患者負担は4兆9,161億円(11.6％)となっている(**図表5**、財源別国民医療費)。この財源別国民医療費の構成割合は**図表6**のように推移しており、患者負担分が減少し、

図表7 ■ 診療報酬の改定率と一般会計予算の伸び率

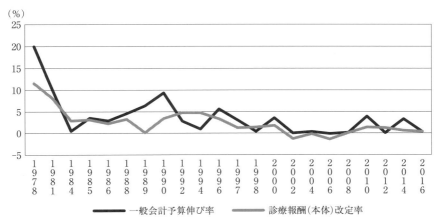

（財務省・厚生労働省ホームページ等を参考に筆者作成）

公費と保険料が増えている。

　ところで、「はじめに」で書いたように一時期「医療崩壊」という言葉が話題となり、医療関係者からは医療に十分な財源の配分をとの声が上がった。しかし、実際には日本経済の実態とかい離した医療費への配分は困難と言わざるを得ない。診療報酬の改定率は、公費負担に密接に影響するため、改定の際には財務省を含めて政府全体で慎重に決定される。その結果が次のグラフに如実に表れている。すなわち改定率と一般会計予算の伸び率とはほぼリンクしている（**図表7**）。

　今度はGDPの伸び率と国民医療費の伸び率とをみると、ほぼ同じで一直線上にある。こうして医療費は何とかGDPの伸びの範囲にコントロールされてきたのである（**図表8**）。

図表8 ■GDPの伸び率と国民医療費の伸び率

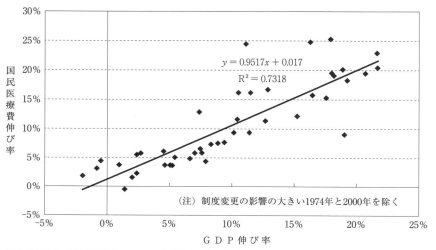

（厚生労働白書・厚生労働省ホームページ等を参考に筆者作成）

2 診療報酬とは

　これまで何度も述べてきたように、診療報酬を一言で言えば、医療費の配分である。正確には、保険医療機関及び保険薬局が、保険医療サービスに対する対価として保険者から受け取る報酬のことで、その金額は診療報酬点数表に明記された「公定価格」である。この点数（表）は、厚労大臣が中医協に諮問、その議論を踏まえて厚労大臣が定める。診療報酬の内容は①技術・サービスの評価と②物の価格評価（保険収載医薬品は「薬価基準」で決められる）からなる。

　個々の診療行為についてそれぞれに点数（1点単価は10円）が設定され、それを積み上げて診療報酬を算出する**出来高払い制**を基本としてい

第2章■中医協と診療報酬改定

る。なお、健康保険法制定後しばらくは、実は保険者ごとで1点単価が異なっていたが、1958年には全国一律の報酬体系となった。

　診療報酬（点数表）は、「医科」「歯科」「調剤」に分けられるが、1980年代以降、政策的な観点から医薬分業が進められ、診療報酬（医療費）に占める「調剤」報酬の相対的割合が増加を続けた。バブル崩壊の1991年以降は全体としての診療報酬は低く抑えられてきたが、薬局調剤医療費については医薬分業の進展を背景に順調に伸び、医科・歯科診療医療費に占める医薬品費が「調剤」に移行したことなどから、2000年には「調剤」が「歯科」報酬を上回った。

　さて、長いスパンで見れば全体として伸び続けてきた診療報酬だが、実は2002年は「中医協史上初のマイナス改定」となった。いわゆる「小泉構造改革」の時代であった。各技術料等の本体については1.3%、薬価等については1.4%、合わせて2.7%の引き下げとなった。この辺りの事情は、「第3章　中医協のあり方変えた出来事」に譲る。

3　診療報酬・薬価改定は2年ごと

(1)　改定のプロセスとスケジュール

　中医協の審議方式は、1972年2月の診療報酬の改定までは、自ら診療報酬の適正化について審議を重ね、その結果を厚生大臣に建議し、それを受けた厚生大臣が診療報酬の改定について諮問し、中医協が答申する方法をとっていた。いわゆる通常の検討会や委員会とは異なる性格であったと言える。それが、1974年2月以降の改定からは、厚労大臣が諮問する形式をとっている。2004年に、後述の下村―臼田事件があり、その結果、2005年には「経済財政運営と構造改革に関する基本方針2005（閣

議決定）」を受ける形で「診療報酬改定に係る基本的な医療政策の審議は厚生労働大臣の下における他の諮問機関にゆだねた上で、中医協はこの基本的な医療政策や内閣において決められた改定率を前提として個別診療報酬点数の改正案を審議することとし、その機能・役割を明確化する」とされた。

　これに従って、2006年度から社会保障審議会の医療保険部会及び医療部会が診療報酬改定の基本方針を作成し、具体的な内容は中医協で協議することとなった。つまり、中医協では社会保障審議会の審議結果に基づき、決定された改定幅の範囲内で、個々の診療報酬行為の点数（医科、歯科、調剤の各点数表）の議論のみを行うという形で"権限"が縮小されたのである。

(2)　改定スケジュール

　診療報酬改定は通例 2 年に 1 度行われていることから、改定年の前年 1 月〜 3 月にかけて医療経済実態調査の調査設計の議論、 4 月頃に検討項目の議論、 5 月〜 7 月にかけて、すべての分野について一通りの議論を行う。この間に医療経済実態調査が実施される。 9 月以降は委員の求めに応じて資料提出、個別テーマごとに審議が行われる。11月〜12月にかけては診療側からの要望書が提出され、これに対する支払側からの意見書が提出される。同時に医療部会、医療保険部会からの意見も提出される。この頃には、医療経済実態調査、薬価調査等の速報値が提出され、翌年の改定率について議論がされる。また、12月末には財務省原案が公表されることから、前述のように、中医協の審議等の状況も踏まえつつ改定率が決定される。この改定率の決定にあたっては、かつては社労族、近年では厚労族といわれる国会議員の集団が一定の影響力を持っていたが、最近では大きく様相が異なっている。この点は後述する。

第2章 ■中医協と診療報酬改定

図表9 ■平成28年度診療報酬改定のスケジュールの例

平成27年

社会保障審議会
（医療保険部会、医療部会）

夏以降	平成28年度診療報酬改定の基本方針の議論
12月7日	平成28年度診療報酬改定の基本方針の策定

中央社会保険医療協議会

1月以降　入院医療、外来医療、在宅医療等のあり方について議論（〜12月）
検証結果も含め、個別項目について集中的に議論

11月4日　医療経済実態調査の結果報告

12月4日　薬価調査・材料価格調査の結果報告

内　閣

12月21日	予算編成過程で、診療報酬の改定率を決定

平成28年　**厚生労働大臣**

1月13日
中医協に対し、
・予算編成過程を通じて内閣が決定した「改定率」
・社会保障審議会で策定された「基本方針」
に基づき改定案の調査・審議を行うよう諮問

1月以降　厚生労働大臣の諮問を受け、具体的な診療報酬点数の設定に係る調査・審議（公聴会、パブリックコメントの実施）

2月10日
厚生労働大臣に対し、改定案を答申

厚生労働大臣

3月4日	診療報酬改定に係る告示・通知の発出

平成28年4月1日　施行

（厚生労働省）

25

年が明けるといよいよ改定の議論も大詰めを迎えるが、先の改定率を踏まえ、個別項目の最終的な調整の議論となる。2月には諮問・答申がなされ、これを受けた厚労省からは実施に向けての大臣告示、各種通知が発出され4月1日の施行となる。

　参考までに、医科診療報酬等の個別項目の区分数等を示す。膨大な数であることが見て取れる。

診療報酬体系（診療報酬点数表）概要
　　医科診療報酬区分数：約4,000区分
　　歯科診療報酬区分数：約1,300区分
　　調 剤 報 酬 点 数 表：約70区分
　　薬 価 収 載 品 目 数：約16,500品目

---

(3)　薬価基準について

　薬価基準とは、保険医療に使用できる医薬品の品目（銘柄）とその価格を厚労大臣が定めたものである。診療報酬同様、「公定価格」となっており、支払い額は全国一律となっている。近年、医療費に占める医薬品費は低下傾向にあったが、最近では後に述べるオプジーボを始めとする高額医薬品の登場もあって、その傾向に変化がみられる。

　なお、診療報酬改定に先立って薬価調査が行われる。その結果、個々の医薬品の公定価格と医療機関が購入する際の市場価格との間の「薬価差」の実態がわかる。慣例的には、これを市場価格まで引き下げることで得られる「財源」を医科等の技術料に振り替えてきた。この額は、調査年によって異なるが、数千億円単位である。

　こうした慣例の背景についても付言しておく。『二木立の医療経済・政策学関連ニューズレター（2014年3月、通巻116号）』に詳しいので、一部引用しつつ、ポイントを解説する。中医協は1972年1月22日の建議で、

第2章 ■中医協と診療報酬改定

診療報酬の賃金・物価スライド制を提起すると共に、「診療報酬体系の適
正化との関連において、当分の間は薬価基準の引下げによって生じる余
裕を技術料を中心に上積みすることとしたいと考えている」とした。さ
らに1980年の草川昭三衆議院議員の質問に対する政府答弁書（鈴木善幸
首相）において、「診療報酬及び薬価基準の適正化については、ご指摘の
中央社会保険医療協議会の建議をも踏まえ、今後ともさらに努力してま
いりたい」と述べている。このことは、1997年の健康保険法等改正時の
論戦でも焦点になり、当時の橋本龍太郎首相と安倍晋三議員（現・首相）
は実質的に振り替えを容認した。さらに安倍晋三議員は、1997年4月9
日衆議院厚生委員会で「この薬価差の一兆円がそのままお医者様の懐に
入っているわけではなくて、その根底には、現在の診療報酬が果たして
適正であるかどうかということにもなってくるのだと思います。その薬
価差の一部は、例えば病院の修理の方にも回っているわけでありますし、
そういう観点から、薬価差を適正にすると同時に、診療報酬における技
術料を適正に評価するべきだという声も強くあるわけであります」と述
べている。その後、現在に至るまで、中医協も、政府も、1972年の建議
を否定する公式決定は行っていない。

　ところが、2013年11月29日の財政制度等審議会の「平成26年度予算の
編成に関する建議」で風向きが変わった。この「建議」において、薬価
基準の引き下げは「市場実勢価格を上回る過大要求」の「当然の時点修
正」にすぎず、それを財源として「診療報酬本体部分を含む他の経費に
使い回すことは（中略）理屈としても成り立たない」と否定している。
この問題についての最近の財務省の考え方についても後段で紹介する。

　いずれにしても事実だけから言えば、官邸もこれを容認した形となり、
2014年改定以降、薬価引き下げ分の技術料完全振り替えはなされていな
い。

　さて現在、保険診療の場で使用できる医薬品（＝**薬価基準収載品目**）

や医療機器の価格は、その時代や考え方に応じて定められた“一定の基準”に沿って決められている。その基準及び実際の価格を定めるのも中医協の重要な役割である。

　ここではまず医薬品について説明する。既に販売、使用されている医薬品の場合には、医療機関や薬局への実販売価格（市場実勢価格）を事前に調査（＝薬価調査）し、その結果に基づき、2年に1度の診療報酬改定に合わせて改定されている。

薬価基準制度の始まり

　薬価基準の始まりは1950年9月に遡る。それ以前の1947年までは、「薬治料」として、当初「日本医師会が定めた健康保険診療報酬計算既定」による点数表における「内服薬では1剤1日分1点」が採用されていた。この点数は使用薬剤の価格とは無関係に定められており、医師による処方料及び調剤料を含んでいた。当時は物価統制下であり、薬剤価格も統制価格であった。

　その後、物価統制が漸次撤廃されるなか、医薬品の統制価格も殆ど廃止され、これに替わる「薬価基準」の必要性が高まった。1950年の点数表の改正で「使用内服薬、注射薬、外用薬の価格は別に定むる購入価格による。購入価格は厚生大臣の定むる薬価基準に基づき都道府県知事これを定む」と規定され、これに基づき、薬価基準が設定された。当時の収載品目は約2,300品目であった。なお、非収載品であっても、承認許可されている品目は、その薬価を各都道府県において定めることができた。

　さらに1958年10月の点数表の改正において、「使用薬剤の購入価格は別に厚生大臣が定める」とされ、現在の薬価基準の基本は確立した。現在も医薬品卸から医療機関や薬局に対する実際の販売価格、いわゆる市場実勢価格を調査し、その結果に基づいて定期的に改定を行う。基本的には2年に1回改定されている。

⑷ 薬価の決め方（薬価算定）

薬価算定では、新しい薬に値付けするとともに、既存の薬の値段についても基本的には2年ごとに見直すという2つの作業が行われている。まず、既存の薬、すなわち既収載医薬品の薬価算定についてだが、その算定方式は歴史的に変遷はあったものの、現状では調査に基づく1製品ごとの実際の販売価格の加重平均値（税抜きの市場実勢価格）に消費税を加え、さらに薬剤流通の安定のための調整幅（改定前薬価の2％）を加えた額を新薬価として算出することとなっている（**図表10**）。

当時の厚生省は統制価格算定に使われたことが起源となる「バルクライン方式」を採用し、1953年に90％バルクライン方式による薬価基準改定を行った。以後、1992年に「加重平均値方式」が採用されるまでの約40年、同方式が続いた。

ちなみに、皆保険導入後の医療費に占める薬剤費というのは当初、極めて高く、1971年の薬剤費の割合は約46％に達していた。

したがって、薬剤費の適正化は医療保険財政にとって大きなテーマとなり、薬価基準（公定価格）と実勢価格の差益、いわゆる薬価差益が、「薬剤の過剰使用」「薬漬け」を招くとして社会問題化するほどであった。そのような状況が現在の「医薬分業率70％時代」の出発点にもなっているとされる。

さて、薬価を決める際に市場価格調査を実施する。これを**薬価調査**というが、統計法に基づき総務省の承認が必要な一般統計調査である。ちなみに、調査対象者の回答は「任意の協力」によって成り立っている。2015年9月の調査回収率は72.3％であった。

薬価調査は①薬価本調査、②経時変動調査の2種類からなる。**薬価本調査**は薬価改定のための基礎資料を得る目的で、薬価収載全品目（約1万6,000品目）について調査をするものの対象は販売側と購入側の両方

図表10 ■ 既収載医薬品の薬価算定方式

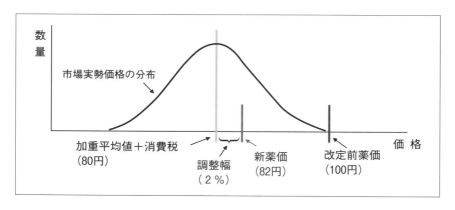

卸の医療機関・薬局に対する販売価格の加重平均値（税抜きの市場実勢価格）に消費税を加え、更に薬剤流通の安定のための調整幅（改定前薬価の2％）を加えた額を新薬価とする。

新薬価 ＝ [医療機関・薬局への販売価格の加重平均値(税抜の市場実勢価格)] × 1＋消費税率（地方消費税分含む） ＋ 調整幅

（厚生労働省医政局経済課「日本の薬価制度」平成28年6月23日）

で、販売側とは全国の医薬品販売業者（医薬品卸売販売業者）を指し、全国規模で実施される。調査客体数は約6,000に及ぶ。

　購入側については一定率で抽出した医療機関、保険薬局での購入価格を調査する。具体的な調査対象は全病院の10分の1（約850客体）、全診療所の100分の1（約1,000客体）、全保険薬局の30分の1（約1,900客体）、調査期間は調査年度の1ヵ月間の取引分である。

　一方、**経時変動調査**は薬価本調査を補強する目的で実施されている。調査対象は医薬品卸売販売業者から抽出される。経時変動調査は①他計調査と②自計調査からなる。他計調査は厚労省または都道府県職員によ

第2章■中医協と診療報酬改定

り実施される。自計調査は約1,500の客体を抽出し、その取引データにより価格を把握するものである。

(5) 新医薬品の薬価算定

新たに開発された医薬品（新医薬品）については、一定の算定方式に従って価格を決定し、それを製薬企業が了承した上で、初めて薬価基準に収載され、保険医療の場での使用が認められることになる。ちなみに、製薬企業が決まった価格に不服があれば、薬価基準には収載されない場合もある。有効性等が認められた新医薬品であるため、それでも使用する場合は、全てが患者負担ということになる。

新医薬品の薬価の決め方には変遷はあるが、通常、その新医薬品に類似品があるかないかで算定の仕方は異なってくる。すなわち、類似品が無い場合は原材料費、製造経費等を積み上げた**原価計算方式**により算定する。一方、類似品がある場合は**類似薬効比較方式Ⅰ**（新医薬品の1日薬価を既存の類似薬の1日薬価に合わせる）、**類似薬効比較方式Ⅱ**（新規性に乏しいものは過去数年間の類似薬の薬価と比較、最も低い価格とする）により算定される。いずれも必要に応じ、外国平均価格調整及び規格間調整を行い最終的な価格が決定される。

薬価算定と中医協

1990年11月、薬価制度をめぐる様々な議論を経て、中医協の下に**薬価専門部会**が設置された。ここで薬価制度改革に向けて専門的事項の調査・審議を行い、2年に1度、薬価算定基準を作成し、中医協の総会に報告することとなった。

そして、2000年には、薬価専門部会の前段階の組織として、医学・歯学・薬学・医療経済学の専門家で構成される**薬価算定組織**が設置された。

31

薬価算定基準に従って個別品目について①新医薬品の算定（年4回収載）、②市場拡大再算定等の加算率の検討（2年ごと）、③その他（薬剤分類の検討など）──を検討し、中医協総会に報告することとなった。薬価専門部会に対しては薬価制度改正に向けた意見をとりまとめ報告する（2年ごと）こととなり現在に至っている。

(6) 医療機器・材料・体外診断用医薬品

　医薬品と同様に医療現場で必須である医療機器や医療材料（特定保険医療材料）の価格も中医協で決定されている。一口に医療機器といっても多様であり、大きくは2つのグループに分けることができる。1つはX線CT（コンピュータ断層撮影）装置、MRI（核磁気共鳴画像診断）装置などの大型機器、メスやはさみ、血圧計などの診察、措置等に使われるもの。つまり、複数の人に複数回使われるもの。もう1つは補助人工心臓、PTCAバルーン・カテーテル、人工関節など、その患者のみを対象に1回限りで使用するものである。

① 医療機器等と診療報酬

　医薬品と同様に医療現場で使うためには医薬品、医療機器等の品質、有効性及び安全性の確保等に関する法律（以下、薬機法）上の承認を得る必要があるが、承認された医療機器の全てが保険診療で使えるというわけではない。その医療機器を用いて実施する診療技術が、診療報酬点数表に掲載されている必要がある。つまり公的医療保険に依る医療の一環として認められる必要がある。有効性が相当に期待されるものの、その程度や安全性が客観的に確認されていない医療機器、医療手技等は安全性の観点、普及性の観点などから、「保険では償還されない」こともある。また、その機器を使用する際に必要な放射性物質などのいわゆる特

第 2 章 ■ 中医協と診療報酬改定

定保険医療材料も**材料価格基準**に掲載されていることが必要となる。その掲載、点数を決定するのも中医協の役割となる。

なお、診療報酬点数表には診療行為の項目とその金額（点数）が、材料価格基準には材料名（銘柄別ではない）とその金額が掲載されている。

薬機法上の承認を受けた上で、新たな医療機器を用いて保険医療を行おうとする場合、一定の手続きが必要となる。厚労省に保険適用を希望する旨を文書（電子申請も可）により申し出る必要がある。その際に、A1（包括）、A2（特定包括）、B（個別評価）、C1（新機能）、C2（新機能・新技術）、F（保険適用に馴染まないもの）——と6つの区分のいずれに該当するかで手続きが異なる。

申請を受ければ、中医協の下部組織である「保険医療材料専門部会」において審議されることになるが、その結果は、診療行為毎に設定される技術料に包括・加算評価されるもの（A1、A2）、機能区分ごとに保険償還価格が設定されるもの（B：特定保険医療材料）、新機能や新区分により中医協で新たな審議が必要なもの（C1、C2）、保険適用されないもの（F）に分かれる（図表11）。

一方、大型機械等の購入費用については保険からの支払いはないが、例えばMRI装置を用いた診断では、これに係る購入費、人件費、メンテナンス費用などが包含された形で、医師や歯科医師の技術料として評価される。

② 特定保険医療材料

保険診療において、通常は保険医療材料の費用は手技料等に含まれており、別に算定することはできない。しかし療養内容のうち特定された場合に限って、**特定保険医療材料**として別に算定することができる。この特定保険医療材料の価格決定も、基本的な考え方は薬価の決定の場合

図表11■医療機器の評価区分

A1　（包括）
既にその医療機器が、診療報酬点数表に収載されているいずれかの診療で使用されているもの。他の５つの区分に該当するもの以外の全ての医療機器。（Ｃ１、Ｃ２に相当しないもの）例：縫合糸、ガーゼ

A2　（特定包括）
機器類の区分でその医療機器を使用する診療技術が、2014(平成26)年３月５日保医発0305第７号厚労省保険局医療課長通知「特定診療報酬算定医療機器の定義等について」で定める区分に該当するもの。通知では、医療機器の詳細な区分、機能等が示されている。（Ｃ１、Ｃ２に相当しないもの）例：眼内レンズ

B　（個別評価）＝特定保険医療材料
治療材料等であるカテーテルやペースメーカーなどの医療機器で、その医療機器が、「特定保険医療材料及びその材料価格（材料価格基準）」に収載されているものと同じ機能区分に該当するもの。（Ｃ１、Ｃ２に相当しないもの）

C1　（新機能）
既にその医療機器を用いた診療技術が診療報酬点数表に収載されているが、その医療機器に新しい機能区分が追加されたため、改めて中医協でその医療機器の材料価格基準における新たな機能区分の設定または見直しが必要なもの。例：薬剤溶出型冠動脈ステント

C2　（新機能・新技術）
その医療機器を用いた診療技術が、まだ診療報酬点数表に収載されておらず、新たに技術料を設定し評価することが必要な医療機器。例：埋め込み型補助人工心臓

F　保険適用に馴染まないもの
保険適用に馴染まないと判断されるもの。例えば、主に家庭で使用されるマッサージチェアのような医療機器。あるいは評価未確立の先進医療

特定保険医療材料
患者１人につき１回限り使用するタイプの医療材料については、使ったものの費用が「材料費」として保険から支給されるが、技術料とは別に保険から費用が支給される医療機器である医療材料をいう。（区分Ｂに該当する医療機器）

と同じである。しかし医薬品が個々の製造業者の製品ごとの価格決定（銘柄別収載）になるのに対し、材料の場合は、機能区分ごとにひとまとめにした価格決定（機能別収載）となる。もちろん、同じ機能区分（機能別収載）であっても、製造業者によって実際の販売価格は異なるため、既存区分のものについては、市場実勢価格の調査により加重平均値一定幅方式により算定される額が新たな償還価格となる。こうしたことも含めて、基本的な考え方では、薬価の場合に準拠しているのである。市場実勢価格の加重平均値が、米国、英国、ドイツ、フランスの国別価格の相加平均値に対して定められた倍率以上、または既定の条件となる場合は、別の算定方式によって再算定が行われる。製造販売業者には再算定のため、1年ごとに外国価格報告書の提出が求められている。

　また、新たな開発・発明、構造・操作などの改良等により、既存の機能区分と明らかに異なる医療機器の場合は、類似機能区分の基準材料価格を参考にして新たな区分が設定され、価格が決定される。

③　体外診断用医薬品

　治療目的の医薬品とは別に**体外診断用医薬品**といういわゆる検査薬も医療現場においては使用されている。診断用医薬品は本来「医薬品」であり、保険診療においては、基本的に薬価基準に収載されている「医薬品」が使用される。したがって、薬価基準にも当然、「診断用医薬品」が収載されているが、これは内服または注射によって使用される「体内診断用医薬品」に限られており、体外診断用医薬品は除かれている。

　そのため体外診断用医薬品は医療保険上の「医薬品」には該当せず、一種の「医療材料」として扱われる。体外診断用医薬品は疾患の診断や症状の進行状況などの検査、分析に使用されることから、診療報酬上は「検査料」といういわば技術料の中に「薬剤代」として包括されている。

　体外診断用医薬品の検査項目が、既に診療報酬点数表に記載され、測

定方法も既存の体外診断用医薬品と同じ場合、その保険適用は事務的審査により認められている。一方、検査項目が同じでも測定方法が異なるものや、検査項目が新しい、あるいは検査方法等の改良が図られたものについては詳細な審査が行われることになっている。特に新検査項目、改良項目については、保険診療の対象とするか否かが中医協で審議される。

第3章

中医協のあり方変えた
出来事

第3章■中医協のあり方変えた出来事

1 医療費亡国論の公表

　さて、読者の方は**医療費亡国論**をご存じだろうか。由来はともかくとして、言葉ぐらいは聞いたという方は多いのではないだろうか。医療費亡国論とは、今から35年ほど前の1983年、当時の厚生省保険局長吉村仁氏が公表した考え方で、わが国の医療費抑制政策の発端となったとも言われている。

　その当時の状況について、有岡二郎氏の『戦後医療の五十年』（日本醫事新報社）から引用する。

　　年が明けた五十八年一月、前年八月から保険局長になっていた吉村は、新年度予算案を説明するための都道府県保険課長会議で訓示して、「診療報酬の改定はしばらくないと思ってもらいたい。医療保険制度をいま改革しなくては、必ず崩壊する。そのために、私は鬼にもなろう、蛇にもなろう。蛇蝎のごとくきらわれてもしようがない」と述べて、医療保険改革に対する意気込みを示した。

　　吉村は二月に入って、「このまま医療費が増え続ければ国家がつぶれるという発想さえ出てくる」と訴える「医療費亡国論」を基本とする論文を発表して、医療保険制度改革が緊急に必要なことを訴えた。論文は、吉村の私見という形をとって、「医療費亡国論」のほかに、医療費が増えても、国民の健康の増進や向上に直接つながっていないという「医療費効率逓減論」、さらには、医療の需要と供給がともに過剰ではないかという「医療費需給過剰論」も紹介して、そのためには、第一に医療費の総枠抑制、第二には治療から予防や指導への重心の転換、第三に医師数など供給体制の過剰部分の見直しが必要だ、と主張していた。厚生省の考える改革の方向を示すも

39

のであった。

　ここにあるように、当時、わが国の医療をリードしていたとされる日本医師会長・武見太郎氏が1982年に会長職を退き、翌1983年12月に享年79歳で亡くなるが、その時期を見計らったかのように医療費亡国論が打ち出されたのであった。この点は、後述の第5章でもう少し紹介したい。

　なお、医療費亡国論が公表される前年、1982年に老人保健法が既に成立している。老人の医療にかかる費用を各保険者で公平に負担する仕組みが新たに導入されたのである。また同年10月には事務次官を本部長とする「国民医療費適正化総合対策本部」が設置され、臨調答申に沿った医療費抑制策の検討が始まり、1983年春には保険局課長補佐ら若手官僚による医療保障政策研究会の論文「医療保障政策の構想－低成長下における医療保障のあり方」が公表された。「全国民を通じる共通の基礎給付制度の検討」「標準的ガイドラインの導入」「OTC医薬品にもあるビタミン剤や総合感冒薬は給付外」など、当時としては思い切った医療保険改革構想が示され、日医は猛反発。その後も医療費適正化（事実上の医療費削減）をめぐる関係の国会議員、財政当局を含めた攻防が続くことになる。また1983年2月からは、今では考えられないことだが、自己負担無しだった「老人」においても、入院・外来ともに一日当たりの定額負担（入院300円／日、外来400円／日）が導入された。その後、2000年には定額から定率1割へと変更されるが、それ以降も老人保健制度の改正をめぐっては、様々な団体、グループによる攻防が続いた。

2 中医協のあり方変えた「下村－臼田事件」

　医療費亡国論の公表はあったものの、その当時は、いわゆる「バブル

時代」で、今から振り返ればわが国の経済の状況は決して悪くなかった。もちろんそれも1989年12月をピークに、株価は遂に暴落に転じ、実体経済を伴わないバブルは泡と消えたのだった。それからおよそ20年、経済は失速、景気は低迷を続けた。

　そして、2004年4月14日、中医協前支払側委員の下村健、加藤勝敏の両氏、及び診療側の臼田貞夫日本歯科医師会前会長ら歯科医師会関係者5名が東京地検により逮捕された。容疑は、2002年度改定における「かかりつけ歯科医初診料」の要件緩和及び2004年度改定における「かかりつけ歯科医再診料」の単価の引上げについての贈収賄であった。

　中医協の存在、位置づけを大きく揺さぶる重大な事件であった。委員らは2004年5月4日に起訴され、10日には加藤委員を除く6名が再逮捕、31日に再逮捕者が追起訴を受けた。

事件後に位置づけ変貌

　厚労大臣の指示の下、保険局が事件についての調査を開始した。この調査は2004年9月28日に中間報告として取りまとめられているが、それによると、まず、中医協の審議が今回の贈収賄容疑となった不適切な働きかけ等によって影響を受けていなかったかどうかという観点で、政策決定過程の事実関係の精査、事件の被告の中医協における発言の検証、中医協事務局職員等への聞き取り調査が行われた。そして結論的には、中医協における政策決定がゆがめられることはなかった——とされている（「中央社会保険医療協議会を巡る贈収賄容疑事件に係る中間報告」）。

　また、その検証過程を通じて、中医協の在り方の中で見直しを検討すべき点は何か、という観点から調査が行われている。新聞論調や国会質疑における論点も踏まえた上で、事件後はじめて開催された2004年6月9日の中医協全員懇談会において事務局資料が提出されている（「これまでの国会審議、報道等における中医協の在り方等に係る主な指摘等」）。

今後の中医協委員の推薦の在り方、専門性・中立性を確保するための改善策は同年10月6日の中医協全員懇談会にて議論されたが、現行5期10年としている委員の任期については、「3期6年」を上限とする案が出された。

　さらに中医協は10月27日に再度全員懇談会を開き、この改革案をもとに、当面速やかに取り組むべき課題について、「中央社会保険医療協議会の在り方の見直しについて」として発表した。

　12月27日には当時の尾辻秀久厚労大臣と村上誠一郎内閣府特命担当大臣との間で、「中医協の在り方の見直しに係る基本的合意」（基本的合意）が結ばれた。中医協改革を検討する場として、厚労大臣の下に第三者機関「中医協の在り方に関する有識者会議」（有識者会議）を設置し、2005年秋までに結論を得る方針が示された。

　有識者会議は2005年2月に発足し、それ以降、基本的合意に掲げられた検討事項に沿って7回にわたり議論が積み重ねられ、最終会議となった同年7月21日に、報告書「中央社会保険医療協議会の新たな出発のために」がまとめられた。

　ここまで繰り返し述べてきたが、こうして、診療報酬の改定率は内閣が決定し、改定の基本方針は社会保障審議会の医療保険部会と医療部会が定め、中医協は個別の診療報酬点数を審議することとなり、それまで絶対的で、かつ幅広い権能を持っていた中医協の位置づけが、限定的なものへと変更させられたのであった（**図表12**）。併せて委員構成も見直され、従来、支払側8名、診療側8名、公益4名であったものが、診療側7名、支払側7名、公益6名に改められた。さらに診療側のうち"日医推薦枠"が3名に減らされ、病院代表の枠（2名）が設けられた。

図表12 ■ 中医協の役割の縮小

2004年度改定を最後に中医協の役割が改変される

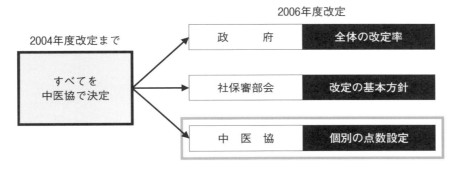

3 民主党政権発足で一変する中医協

　その後の政治情勢の中での大きな変化といえば、民主党政権（2009-2012年）の成立である。民主党政権は、自民党・小泉政権の後、安倍晋三（1次）、福田康夫、麻生太郎と自民党の総理・総裁が毎年のように入れ替わった果てに、2009年9月16日に成立した。組閣は同日である。

　厚生行政分野に関しては、野党時代から仙谷由人氏の関心が高く、下馬評でも同氏が厚労大臣に就任するのではないかとささやかれていたが、蓋を開けてみると、長妻昭氏が就任し、さらに、副大臣には長浜博行、細川律夫の両氏が、厚労大臣政務官（以下、政務官）には足立信也、山井和則の両氏がそれぞれ就任した。医療分野については、長妻大臣が総括するとしても、直接には医師でもある足立政務官の関与が大きかった。

　長妻体制は、民主党の「マニフェスト」の忠実な実行からスタートし

た。何事においても、マニフェストの記載内容と、これから実行しよう
としていることとの間に整合性があるのかの確認から始まった。省内の
会議等、あらゆる場面でマニフェストの携帯が励行され、この確認が繰
り返された。さらに、このマニフェストを細かくした『民主党政策集
INDEX2009』も公表され、細部についてはこれに沿って施策を展開して
いくこととされた。

　このINDEXの医療の部分を読み返してみたが、「職員の確保に努める
医療機関の診療報酬を増額する」とある。これだけの文章から、その意
味するところを正確に理解することは容易ではないが、おそらく「医療
機関において、人員削減等のコストカットをしなくてもいいように、十
分に手当てをする」ということではないかと思われた。

　一方、ハイレベルの協議においては、当時の政権与党であった民主党、
社民党、国民新党の間での三党連立政権合意で、「医療費の総額をOECD
並に引き上げる」ことが宣言された。これは当時、わが国の医療費の総
額が対GDP比で8.0％であったことから、これをOECD平均並みの8.9％
にまで引き上げるというものであった（**図表13**）。しかしながら、この0.9
ポイントを引き上げるために、４兆円近い財源が必要ということについ
ての言及はなかった。この問題のその後については後述する。

　中医協の運営に関しては、ちょうど任期満了の時期にあった２号側、
つまり診療側委員の選任が最初の課題となった。民主党政権下になった
以上、政権の意向に沿う候補者を列挙し、その中から選定することとな
るが、その作業は困難を極め、中医協の議論がまさにこれから本格化し
ようという時期に、実に４週間の「空白」を生むこととなった。

　結果のみ言えば、大学医学部の代表として嘉山孝正氏、当時の原中勝
征日本医師会長からの推薦の形で民間病院の代表として鈴木邦彦氏、そ
して診療所の代表として安達秀樹氏を選任ということで、ようやく厚労
省の三役の了解も得られた。長い時間を要し、紆余曲折があったが、こ

第3章 ■ 中医協のあり方変えた出来事

図表13 ■ OECD総保健医療支出、国民医療費及び医療保険制度の医療費の範囲の比較

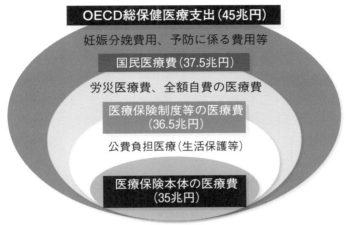

注：医療費は2010年度予算案ベース

れはこれでバランスの取れた人選であったと言えよう。こうして中医協は議論を再開することとなった。

選任はできたものの、その後の運営も簡単ではなかった。前述の委員の交代の影響もあり、しばしば議論が拡散した。マスコミの中には「改定1年先送りの選択肢もありますか？」と聞いてくる者さえあった。

4 中医協が事業仕分けの俎上に

中医協の運営を巡る動きもさることながら、例の**事業仕分け**（行政刷新会議）が始まることとなった。厚労省のテーマとして、中医協、とりわけ診療報酬の配分もその俎上に載ることとなった。

45

図表14 ■ 行政刷新会議WG「事業仕分け」第1日のスケジュール

【第1日】

班	事業番号	予定時間	項 目 名	担当府省
第1WG	1-1	9:30～10:25	国土・景観形成事業推進調整費	国土交通省
	1-2	10:30～11:25	下水道事業	国土交通省
	1-3	11:30～12:25	港湾、漁港、海岸、河川環境整備事業	国土交通省・農林水産省
			昼休み（約1時間）	
	1-4	13:30～14:25	農道整備事業	農林水産省
	1-5	14:30～15:25	里山エリア再生交付金と田園整備事業	農林水産省
			時間調整（20分）	
	1-6	15:45～16:40	農業農村整備事業（かんがい排水・農業集落排水事業）	農林水産省
	1-7	16:45～17:40	道路整備事業（直轄、補助）	国土交通省
	1-8	17:45～18:40	河川改修事業（直轄、補助）	国土交通省
第2WG	2-1	9:30～10:25	健康増進対策費（地域健康づくり推進対策費）	厚生労働省
	2-2	10:30～11:25	レセプトオンライン導入のための機器の整備等の補助	厚生労働省
	2-3	11:30～12:25	（独）雇用・能力開発機構運営費交付金等	厚生労働省
			昼休み（約1時間）	
	2-4	13:30～14:25	診療報酬の配分（勤務医対策等）	厚生労働省
	2-5	14:30～15:45	後発品のある先発品などの薬価の見直し	厚生労働省
			時間調整（20分）	
	2-6	16:05～17:40	その他医療関係の適正化・効率化（レセプト審査の適正化対策、国保中央会・国保連に対する補助金（国保連・支払基金の統合）、入院時の食費・居住費のあり方、柔道整復師の療養費に対する国庫負担）	厚生労働省
	2-7	17:45～18:40	若者自立塾（若者職業的自立支援推進事業）	厚生労働省
第3WG	3-1	9:30～10:25	施設関係独立行政法人（国立青少年教育振興機構、教員研修センター、国立女性教育会館）	文部科学省
	3-2	10:30～11:25	子どもの読書活動の推進事業と子どもゆめ基金	文部科学省
	3-3	11:30～12:25	スポーツ予算	文部科学省
			昼休み（約1時間）	
	3-4	13:30～14:25	文化関係①―（独）日本芸術文化振興会	文部科学省
	3-5	14:30～15:25	文化関係②―芸術家の国際交流等（芸術家の国際交流、伝統文化こども教室事業、学校への芸術家派遣、コミュニケーション教育拠点形成事業）	文部科学省
			時間調整（20分）	
	3-6	15:45～16:40	放課後子どもプラン推進等（放課後子どもプラン推進のための調査研究等、放課後子ども教室推進事業、地域共同による家庭教育支援活性化促進事業、家庭教育支援基盤形成事業）	文部科学省
	3-7	16:45～17:40	その他のモデル事業①及び委託調査（英語教育改革総合プラン、学校ICT活用推進事業）	文部科学省
	3-8	17:45～18:40	その他のモデル事業②（農山漁村におけるふるさと生活体験推進校、子どもの健康を守る地域専門家総合連携事業）	文部科学省

（内閣府）

まずは事業仕分けの構造や背景について触れておこう。ご存知のように、当時の民主党は「増税をしなくとも、無駄の排除で財源は確保できる。また、いわゆる『埋蔵金』もある」と主張、選挙戦を勝ち抜いた。このうちの、無駄の排除に相当する部分を白日の下に晒し、財源を確保する、そのための「仕掛け」が事業仕分けであった。そして財務省主計局がその裏方に回った。財務省にとってみれば、必要な財源の確保のためには増税が第一のはずだったが、無駄の排除という点では考え方が一致したということだったのだろう。

中医協がこの事業仕分けの俎上に上ったため、その事務局である保険局と医療課、具体的には当時の外口崇保険局長と、医療課長であった筆者にお呼びがかかった。日時は、事業仕分けの初日、すなわち2009年11月11日の午後1時30分とされた（図表14）。当日の午前中は、中医協が開催されており、それが少し長引いた。昼食を取る時間はなく、会場となった財務省印刷局の体育館近くのコンビニでおにぎりを買った。会場内は騒然としていた。

それでも、会場に着いた直後は、自分の所管分野ということで、比較的気楽に考えていた。しかしすぐに雰囲気が違うことに気づいた。騒然としているだけでなく、何とも言えない緊張感に包まれていた。これまで、独立した存在と考えられていた中医協やそこでの議論が、国会議員を中心とした第三者によって議論されるということで、テレビカメラやインタビュアーなどが、大勢待ち構えていた。ここに至って、筆者もどうやら大変な場所に引き出されたのだと理解できた。

会場は、蓮舫・田嶋要の両氏が中心となるグループ、菊田真紀子・尾立源幸の両氏が中心となるグループなど3つからなり、それぞれは簡単な衝立で仕切られていた。筆者たちは菊田真紀子・尾立源幸の両氏のグループとなり、ここに枝野幸男氏も同席した。

実際の「仕分け」の場には、この他に各界の専門家・論客が呼び集め

られていた。その顔ぶれには、自民党政権時代に、ブレイン的立場だった方も含まれていた。また、民主党から特命を受けた財務省の主計官も上席を占めていた。

　話が相前後するが、議論のテーマは数日前に示されていた。予想はついていたので自分なりに答えも準備していたつもりだったが、当日、会場で開始直前に配られた一枚メモは、数日前のものとは相当に異なっていた。細かく、しかも一言では答えにくい、反論しにくいような項目が付け加えられていた。

　インターネットで議論の様子をライブ中継するということも、さらに筆者らの緊張感を高めた。言い間違いや要領の悪い返答をすれば、それは国民にそのまま伝わるからだ。後に聞いたところでは、長妻大臣はこれら役人の対応の様子を逐一ご覧になっており、あれこれと批評、指摘をされていたという。

　さて、このテーマのポイントを一言で言えば、「医療の充実に必要な財源は、「配分の見直し」で対応すればいいというものであった。当時は救急医療における、いわゆる「たらい回し」、すなわち搬送困難例や外科・産科医の減少、さらには病院における立ち去り型サボタージュなどが問題になっていた。仕分け側の主張としては、医療の現場、とりわけ病院医療が大変な状況になっていることは認めるが、それは医療費の「配分の見直し」で対応すればいいというものであった。別の言い方をすれば、中医協を始め、厚労省が、過去に開業医中心に配分した結果、今の病院の窮状を招いていると。したがってその配分の考え方を変えればいいのだと。

　実際の議論は、一方的に保険局長と医療課長に問い質すという感じで進んだ。具体的には、その前の月に医療課が公表した医療経済実態調査の医師の給与のデータを用い、税制上の優遇の面も踏まえつつ、開業医が経済的に相当に恵まれているのだとの主張と指摘とが続いた。

第3章 ■ 中医協のあり方変えた出来事

　少し解説を加えておくと、実際、日本医師会（以下、日医）は伝統的に自民党を支持し続け、中医協においても日医推薦委員が議論に加わっていた。しかし、過去に遡って見れば一方の国公立病院や公的病院には診療報酬以外の面で相当の恩恵はあった。国公立病院であれば一般会計繰入が、国立大学病院であれば運営費交付金があった。さらに高度医療に関しては、医療施設整備費補助金や設備整備費補助金等の名目で種々の補助金があった。何より、これらの病院は土地建物の取得を含めてあらかじめ準備されており、仮に利益が出たとしても、当然のこととして納税の義務はなかった。

　付言すると、こうしたこともあって、国公立系の病院は民間病院に比べ、診療報酬への期待は過去にはそれほど大きくはなかった。診療報酬の面での改善に向けてのプロパガンダや陳情にエネルギーを費やすより、一般会計繰入による補填や各種補助金の獲得へ振り向けた方が、より効率的であったからである。全国自治体病院協議会の会長だった諸橋芳夫氏の『日月無私照』（全国自治体病院協議会）にも、「厚生省も特殊診療部門、救急、癌、リハビリ、小児、僻地、看護学校、病院設備と沢山のお金を下さる」と、そのことを窺わせる記述がある。

　それにしてもこの時期に、第三者による指摘の上でのこととはいえ「開業医vs勤務医」のようなギスギスした構図となったのは、つまるところ「金の切れ目」であった。先の一般会計繰入の条件が厳しくなったことや、各種補助金の一般財源化が進められたことで、国公立病院の収支が悪化し、これが問題視されるようになったのである（図表15）。

　話を元に戻すと、事業仕分けでは、限られた時間の中で一定の結論を得るために、ほとんど診療所と病院の間の配分の見直しによる解決のみが強調された。その根拠は、先の医療経済実態調査の結果の中にある開業医と勤務医との年収の格差とされた。仕分け側の主張は、診療所から病院へ診療報酬財源を配分し直せば、「立ち去り型サボタージュ」という

49

図表15 ■ 日本経済新聞の記事（2009年4月22日朝刊 5 面）

２００９年（平成21年）４月２２日（水曜日）

診療報酬「開業医は減額」

勤務医との差是正

財務省提案 偏在問題 解消狙う

最近の診療報酬改定率
（医療費ベース、単位％、▲はマイナス）

	診療報酬（本体）	薬価等	全体
1998年度	1.5	▲2.8	▲1.3
2000年度	1.9	▲1.7	0.2
02年度	▲1.3	▲1.4	▲2.7
04年度	0	▲1	▲1
06年度	▲1.36	▲1.8	▲3.16
08年度	0.38	▲1.2	▲0.82

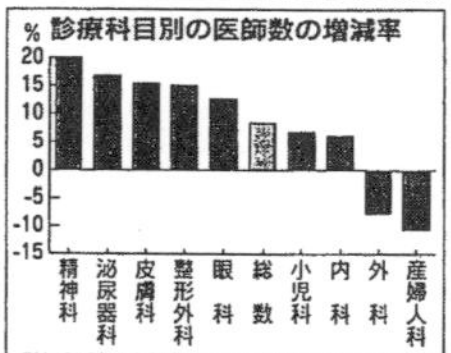

診療科目別の医師数の増減率

精神科 泌尿器科 皮膚科 整形外科 眼科 総数 小児科 内科 外科 産婦人科

（注）1996年から2006年まで。医務審資料をもとに作成

社会保障経費

税率６％分不足

すべて消費税でまかなうと…

事業細介

厚労省、市町村に

言い回しで問題になった後者の処遇改善へも繋がるというものであった。

　しかし勤務医の処遇が、総じて年功序列型給与体系である以上、そう単純に解決できるわけではない。元々、医師たちの労働の量や質、確保の困難性に着目して処遇する仕組みになっていないからだ。また、医師という職業は、ある時期には勤務医だが、その先は開業医となることも大いにある。つまり、一人の医師の一生涯の収入で考えなければならない。それを、単純に「開業医vs勤務医」という二項対立で捉え、医師のキャリアパスや生涯で捉えた場合の年収・処遇という視点が欠けていたように思える。もう少し具体的に言うと、一見高額に思える開業医の収入も、医院経営のリスクを全部呑み込んだ上での収入であって、そうした憂いのない勤務医のそれと単純に比較できるわけではない。その視点も、故意なのかは知れないが欠けていたように見えた。

　いずれにせよ、仮に病院に手厚く配分し直したとしても、その果実はストレートに個々の診療科や医師に配分されるわけではなかった。つまり、配分された果実を病院内で真に困窮している診療科や医師に再配分する方策や手段については、ほとんど顧みられることはなく、現在でもその状況は変わっていない。こと公立病院に関する限り、診療報酬を通じて手厚く配分したとしても、単に一般会計繰り入れの額が減少するにとどまるだろう。結果として、地方財政にいくばくかの寄与をしただけに終わる可能性もある。

　さて、事業仕分けの議論は、おそらくは予め決められたストーリーに沿って進み、１時間ほどの質疑の末に「検討」とされた。筆者にとっては、各界の識者からの矢継ぎ早の質問にとっさに答え、ときには言いよどみながらの"あっという間"だった。最後には少しばかりの充実感と、午前中の中医協から数えて７時間にも及ぶ緊張感の果ての疲労感が残った。

翌日のマスコミは、この事業仕分けを大々的に報じた。蛇足だが、例の「二位じゃダメなんでしょうか!?」は、3日目、11月13日の議論の中で飛び出してきた発言だった。

　事業仕分けの結果は、中医協の議論の中で反映されるべきとされた。しかし、筆者にはもやもやしたものが残った。第一には、そもそも行政組織上、この事業仕分けはどう位置づけられ、その結果の法的拘束力はどうなのかということであった。第二には、中医協の議論の独立性との関係はどうかということであった。また、事務局である厚労省保険局に結果を通告されたところで、それを中医協へ伝えることはできても、議論のプロセスや結果に介入して、具体的な成果として反映させるということは簡単ではないということもあった。

5 2002年度に中医協史上初のマイナス改定 ―その舞台裏―

　前述のとおり、長期的に見てGDPの伸びと診療報酬改定の伸びとはリンクしている。GDPの増減と個々人の給与の増減とは、通常リンクする。そして、保険料も税収も、この給与にリンクしている。日本経済がこれほど低成長を続けているとすれば、給与が伸び悩むのは当たり前で、その結果保険料収入も税収も伸び悩むのは当然の帰結であった。

　これも前述だが、医療費全体の25%、地方自治体負担分を含めると39%が税金であり、50%が保険料。つまり大体90%が税金と保険料によって賄われている。財務省、それに地方自治体負担分に関係する総務省は、この39%部分を介して診療報酬に強い関心を持っているのである。

　したがって、診療報酬の改定率の決定においては、当時の厚生省（2001年から厚生労働省）のみならず大蔵省（2001年から財務省）による関与が大きかった。さらに、両省の考え方や方針を、高い次元で束ねる役割

としての、社労族（現厚労族）と呼ばれる議員が存在していた。

　いずれにしても、"25％プレイヤー"たる大蔵省の意向は大きかったし、今も相当の重みをもっていると言える。改定の年の一般会計予算には、こうして決定された改定率を組込んでおかなければならない。そのため、改定率を巡る攻防の時期は、12月の予算編成の時期であった。当時は、「大蔵原案」と呼ばれる数字の確定に向けて、様々な段階での折衝を経て最終決定されるというのが通例であった。

　医療関係者であれば、「医療にもっと配分を。」ということだとは思うが、限られた財源の中で、外交も防衛も公共事業も教育もどれも重要となれば、医療の分野と言えども聖域ではなく、適正化すべきところは適正化すべき、となる。本来なら、並行して、医療の充実に必要な増税や保険料率の引き上げについての十分な議論と国民的な合意の形成が必要なのだが、現時点では具体的な形として結実していない。

　２号側同士も攻防の時代へ
　さて、中医協委員の構成が１号側（支払側）、２号側（診療側）、そして公益側の三者からなることは既に紹介したが、２号側の医師、歯科医師、薬剤師は、いままでは一枚岩であったと言える。これは、診療側の要望を実現するためには、三者の協議や一定の妥協による「ワンボイス」が重要だからである。

　しかし、今般のように消費税率引き上げが再延期となり、当てにしていた財源が無くなるとなれば、「今あるもの」の配分で乗り切っていくしかなくなる。医療経済実態調査の結果はもちろん、製薬業界、調剤薬局の経営実態が明らかになるにつれ、営利企業の参入が許された「薬」の分野の際立った高収益構造が注目されるようになってきた。

　第５章で後述するが、月刊雑誌『病院』（2016年12月号、医学書院）への寄稿でも、財務省主計局の宇波弘貴主計官（当時）が、調剤報酬につ

図表16 ■ 近年の診療報酬改定率の変遷

1998年 （平成10年）	平均1.5％引き上げ （医科1.5％、歯科1.5％、調剤0.7％）
2000年 （平成12年）	平均1.9％引き上げ （医科2.0％、歯科2.0％、調剤0.8％） 診療報酬改定で処方料と処方せん料の格差縮小。調剤医療費が歯科 診療医療費を追い越す。
2002年 （平成14年）	**平均1.3％引き下げ** （医科、歯科、調剤一律1.3％） 史上初、診療報酬改定で調剤報酬を医科、歯科と同様に引き下げた。
2004年 （平成16年）	平均±0％ （医科、歯科、調剤一律±0％）
2006年 （平成18年）	**平均1.36％引き下げ** （医科1.5％、歯科1.5％、調剤0.6％） 診療報酬改定で史上2度目のマイナス改定。 医療制度改革関連法案が参院本会議により可決・成立へ(6/14) 　　　第5次改正（医療法第1条の2）
2008年 （平成20年）	平均0.38％引き上げ （医科0.42％、歯科0.42％、調剤0.17％） 8年ぶりの引き上げだったが、薬価、材料価格の引き下げで実質 0.82％引き下げとなる
2009年 （平成21年）	民主党は10月1日で中医協委員の診療側6人、支払側2人が任期切 れを受け厚労政務3役が人選に乗り出した。 12月23日　民主党連立政権の元、10年ぶりに診療報酬増額を決定。
2010年 （平成22年）	平均0.19％引き上げ （医科1.74％、歯科2.09％、調剤0.52％）
2012年 （平成24年）	平均1.38％引き上げ （医科1.55％、歯科1.70％、調剤0.46％）
2014年 （平成26年）	平均0.73％引き上げ （医科0.82％、歯科0.99％、調剤0.22％）
2016年 （平成28年）	平均0.49％引き上げ （医科0.56％、歯科0.61％、調剤0.17％）
2018年 （平成30年）	平均0.55％引き上げ （医科0.63％、歯科0.69％、調剤0.19％）

第3章 ■中医協のあり方変えた出来事

いて、「調剤報酬は、医科、歯科を大きく超える伸びであること」「医薬
分業は形式的には大きく進展したが、本来の目的とは大きく異なる様相
を呈していること」を指摘し、結びには「調剤基本料、調剤料を引き下
げる」と断言している。

第4章

ステークホルダー／主導権の変遷

第4章 ■ステークホルダー／主導権の変遷

　安倍晋三首相の在任日数は、第1次安倍内閣（2006年9月26日～07年9月26日）を加えると2018年9月末時点で既に約2470日を超す。戦後であれば歴代3位の吉田茂（約2600日）に次ぐ長期政権となった。最近の森友、加計学園問題による影響はあるものの、相変わらずの「官邸一強」「官邸・経産省王朝」が続いている。

　前述のように、厚労省・中医協を中心とする医療費、医療政策の分野においても、また社会保障政策全般においても、官邸とその周辺の意向が色濃く反映されるようになっている。

　そこで、中医協、医療政策をめぐるステークホルダーの変遷について少し触れておきたい。

1 武見日医会長と厚生省・中医協

　日医会長が武見太郎氏だった時代については、武見太郎、有岡二郎共著『実録日本医師会：日本医師会長25年の記録』（朝日出版社）に詳しいが、この武見太郎という人、真にスーパースターだったと言える。通常、政治、行政の世界で、何らかの意見・提言を行うとすれば、その基礎としてのものの考え方、捉え方、先見性、ある種の哲学のようなものが重要になってくる。さらにそれを実現するとなると、学閥、閨閥を含めた幅広い人脈が決め手になってくる。武見氏はそれらの全てを兼ね備えていた人物と言えよう。

　こうした基盤に加え、必要に応じて実力行使も辞さない人で、1971年7月には健保法改正案に反対し、有名な「保険医総辞退」を決行している。その決着に際しても、「武見会長と佐藤栄作首相、斎藤昇厚相との会談で12項目が合意され、7月いっぱいをもって収束した」（日本医師会通史）とあるように、首相との直接交渉もできる人だった。

　同書には他にも、日本医師会の意向で、いったん発出した厚生大臣告

示さえ撤回させられるという、厚生省にとってみれば極めて屈辱的なエピソードも紹介されている。

日医にとっては、今も昔も診療報酬改定は会としての最重要案件であろうが、中医協を巡る議論も、日医の了解・合意がなければ最終的には決着しないという時代であった。

2 役所主導への変化

前述のように、厚生省にとって、日医相手の交渉は、長らく、薄氷を踏むような、そして時には屈辱的な対応さえ強いられるようなものであった。しかし、その武見太郎氏も1982年には日医会長を引退し、翌1983年12月には死去した。

第3章で述べたように、まさにその時を待っていたかのように1983年、当時の保険局長・吉村仁氏が、「医療費増大は国を滅ぼす」という主張、いわゆる医療費亡国論を公表する。その後、医療費の適正化という名の下に、様々な対応が打ち出されることになる。

当時、医療費増嵩の原因として「検査漬け、薬漬け」が問題視されていた。このうちの検査については、当時は行った検査ごとに請求が可能で、文字通り出来高（＝単価積み上げ）で支払われていた。ところが、その後「生化学検査１」のように検査の種類ごとにグルーピングされ、一定額の包括的な支払いとされた。一方、薬については、医薬分業を柱とする是正が図られることになった。

こうした対応の背景を補足しておくと、当時の省内の雰囲気は、「医師は、自己及び自己の属する医療機関の利益が最大化するように行動する。したがって検査も投薬も自ずと増えることになるのだ」というものであった。この考え方は、一般的な経済活動の原則に照らすと正しいように

第４章 ■ステークホルダー／主導権の変遷

も思える。しかし、実情は必ずしもそうではなかった。検査の種類や回数が多かったのは、総じて大学病院や国公立等の大病院で、こうしたところに勤務する医師は、そもそも利益の最大化などには無頓着であった。というのも、仮に検査を多種類、かつ頻回に行ったところで、それは病院の収入になるだけで、年功序列の給与体系の下にあるサラリーマンである個々の医師の給与には直結しないからである。この状況は今でも変わっていない。

　では、なぜ検査漬けのような現象が見られたのだろうか。その理由の一つは、「見かけ上の費用が低いため」と考えらえる。個々の検査の費用は高くとも、患者さんの実際の自己負担額は小さいので、供給側である医師も、需要側である患者さんも、費用の多寡についてはどうしても鈍感になり、「念のため検査しておくか……？」「お願いします」となるのである。いわゆるモラルハザードと言っていいだろう。また、医師が学会等で症例発表する場合にも、定期的にきちんとデータを取り、その結果に基づき丁寧に診療を行い、逐次考察を行うという姿勢がよしとされていた。こうしたことも検査が増える要因だったと言える。

　薬についても、検査の場合とほぼ同様である。つまり、「見かけ上の費用が低いため」で説明できるだろう。厚生省は、その適正化に当たっては、必ずしも正しいとは言えない、前述の「医師等による利益最大化」理論に基づいて、医薬分業を推進することにした。その結果、外来については、医師は処方だけとなり、実際の調剤は院外の保険薬局でというスタイルとなった。しかし、20年以上が経過してみると、必ずしも成功したとは言えないだろう。もちろん、薬の種類や量の適正化の効果はあったかもしれないが、そうした効果以上に調剤報酬に（医療費財源を）手厚く配分してしまった感がある。その結果、院内調剤の場合の報酬と院外調剤の場合とで数倍の差がついてしまっている。薬剤師の技術や経験に着目した点数であるとするなら、両者にそれほどの差があるとは思

61

えないし、むしろその逆の場合さえあるのではないかと思える。医薬分業を推進するための当初の誘導策ということであれば理解もできるが、医薬分業がこれほど進んだ今となってはそういう理屈も成り立ちにくい。高齢社会が一層進行する中で、診療が終わった患者さんが、さらに道路を挟んだ向こう側の保険薬局まで足を運ぶことについても、つまり患者さんの利便性という点でも大いに疑問の残るところである。いずれにしても、医薬分業がどういう効果・付加価値を生んだかは再評価される必要がある。その上で、是正すべき点は是正すべきだろう。

3 自民党と厚労省・中医協

少し話は戻るが、医療政策と政治、とりわけ長らく政権与党である自民党との「距離感」について触れておこう。

前項で、「役所主導への変化」と書いたが、役所も単独で施策を展開できるわけではない。族議員、つまり社労族、近年は厚労族と呼ばれる国会議員集団の了解を得ることは不可欠である。

役所と族議員とのこうした二人三脚時代には、両者ともにそれなりの力の源泉があり、これを媒介とした共存の体制があった。それは予算であり法律である。両者の協力で、予算の確保と配分が可能になり、必要な法律も成立させることができた。

しかし、今やこの関係も崩れてしまった。2004年の小泉政権下での三位一体改革が、状況を変えたのである。三位一体改革とは「国庫補助負担金の廃止・縮減」「税財源の移譲」「地方交付税の一体的な見直し」の３つのことである。いずれも大きな意味を持っているが、政治や行政との関わりで言うと、一番目の国庫補助負担金改革が、今日の政官界のパワーバランス形成に大きな影響を与えたと言える。

第4章■ステークホルダー／主導権の変遷

　補足しておくと、政治の世界であれ官僚の世界であれ、力の源泉は、結局は「お金とそれを配分する力」、それに人事権である。一連の改革前は、中央省庁の官僚が強大な権力を持っていたのは間違いない。地方自治体に対し、あるいは省庁直轄で巨額の補助金を確保し、それを配分する権限を持っていたからである。そのために、各県知事を先頭に自治体職員は「中央省庁詣で」をし、国会議員もまた、その決定に当たって何かしらの影響力を行使してその存在感を高めようと、各省庁の官僚達に接触していたと言える。

　ところが前述の改革後は、補助金のかなりの部分が、そもそもの根っこの税源の部分から自治体に委譲（税源移譲）され、必然的にそうした補助金とその配分自体が廃止された。残った補助金も、多くは「交付金」のような名称に変わり、省庁から総枠として配分はするものの、その細かな配分は各自治体に委ねられることになった。最近では「地域医療介護総合確保基金」などがそうである。

　こうして各省庁の権限・権益的なものは失われ、存在感も著しく低下した。皮肉なことに、官僚の権限を縮小化したことで、関係する国会議員の存在意義をも低下させることになった。そうして、これまで述べてきた省庁単位の関係議員の集団、つまり族議員という集団の求心力も、さらには派閥を形成し続ける求心力も相応に低下した。

　こういう状況では国会議員たちの興味の中心は人事のはずなのだが、族議員、派閥の求心力が低下すれば、相対的に首相を中心とした官邸の意向が大きくなる。この点では、三位一体改革に先立って行われた政治資金改革の中の政党助成金制度が大きく影響した。派閥や族議員のレベルでの資金確保が難しくなり、その結果、党の公認とともに、この政党助成金が大きな意味を持つようになった。そうなると、国会議員の顔は、幹事長をはじめとする党幹部に向かう。言うまでもなく、総理総裁はその頂点に君臨するのである。派閥の意向を汲みつつ、当選回数に応じた

63

順送りの閣僚人事も過去のものとなった。総理総裁による人物本位、政策本位の閣僚任命を「お友達内閣」と呼ぶこともできようが、それに反旗を翻すことなど、容易ではない。

　国家公務員の人事にも大きな変化があった。先の小泉改革に相前後して、特殊法人改革が行われた。「行政改革大綱」及び2001年6月に成立した特殊法人等改革基本法に基づき、同年12月に特殊法人等整理合理化計画として閣議決定されたのである。この計画では、単に法人の組織形態の見直しにとどまらず法人の事業の見直しが行われ、一部の法人については廃止や民営化がなされた。国家公務員の再就職先としての位置づけでもあったため、その意味でも大きな変化であった。民主党政権下においては、「脱官僚」もキーワードとなり、官僚の地位は一層低下することとなった。

　さて、総仕上げは第二次安倍政権における改革である。単なる掛け声や合言葉ではなく、法制度をもって官僚達の力の源泉である人事、再就職に切り込んだ。具体的には国家公務員制度改革基本法の第11条第2号である。内閣人事局が「総務省、人事院その他の国の行政機関が国家公務員の人事行政に関して担っている機能について、内閣官房が新たに担う機能を実効的に発揮する観点から必要な範囲で、内閣官房に移管するものとすること」と明記されたのである。内閣人事局の創設により、「必要な範囲で」との断り書きはあるものの、国家公務員の人事を掌握するに至ったのである。このことは、例の前川元文科省事務次官の一連の報道の中で、国民にも広く知られるところとなった。審議官以上の幹部職員の人事において、この組織の所掌を根拠に、官邸の意向が強く働くことになったのである。そうなると、官邸や国会議員との折衝、説明の機会が多い職位にある者やその一歩手前くらいまで来た者は身構えてしまう。官邸や国会議員を怒らせてはいけない、ご機嫌を損ねては大変だ、ということになる。

第4章■ステークホルダー／主導権の変遷

　内閣人事局の陰であまり話題にはなっていないが、2007年の国家公務員法の改正により内閣府本府に設置された再就職等監視委員会も大きな意味を持っている。内閣府ホームページによれば「再就職等監視委員会は、中央人事行政機関である内閣総理大臣の権限委任を受けて、再就職等規制（他の国家公務員・元国家公務員の再就職依頼・情報提供等規制、現職国家公務員による利害関係企業等への求職活動規制、再就職者（元国家公務員）による元の職場への働きかけ規制）の監視機関」とある。

　要するに、官邸は、内閣官房及び内閣府本府を通じて、一定の職位にある者の人事・昇進に目を光らせるだけでなく、同時にその後の再就職に関しても同委員会の規則等の中で事細かに要件を設定し、必要に応じて「報告、調査及び勧告」を行わせるのである。今や、一定の職位にある国家公務員の生殺与奪の権は握られてしまったと言えるだろう。

4 官邸・経産省時代へ

　そうして官邸主導が進む中で、各省庁の立ち位置や力関係はどう変化したのだろうか。

　少なくとも、厚生省の時代には厚生省が主体的に動いていたと言える。とりわけ診療報酬を含めた医療の分野は複雑で専門的で、しかも先述のように日医のような手ごわい相手もいた。その交渉は、やはり厚生省でないとできないということであった。

　しかし、次第にその状況も変化してきた。低経済成長時代が続き、財政運営が困難になると、どうしても歳出削減が最重要課題となる。中でも社会保障、その中でも医療（費）ということになる。財政赤字が増えていく中では、財務省も、これまでのように厚労省の説明・言い分を聞いて、できる限りその要望に応えるという余裕もなくなってきた。

65

そうしたこともあって、財務省は、かなり以前から人事交流の一環として若手を保険局や老健局に派遣し、厚労行政の経験を積んだ者を主計局の担当主査や主計官に就任させるという仕組みを作っている。厚労省の側から見ると「厚労省の考えそうなこと、発想のスタイルはおおむね財務省に知られている」ということになる。

　このように省の中の省として君臨し、医療を含む社会保障分野でもスーパーパワーを見せつけてきた財務省だったが、ここ数年に限れば忍従の時期にあると言える。財政再建（＝基礎的財政収支（プライマリーバランス。以下、PB）の黒字化達成）も、消費増税の再延期で押し切られてしまった。実際には、2018年6月5日の経済財政諮問会議において、政府は経済財政運営と改革の基本方針（骨太の方針）の原案を公表、同15日には閣議決定し、そこに「新たな財政健全化目標として、経済再生と財政健全化に着実に取り組み、2025年度の国・地方を合わせたPB黒字化を目指すこととする」とし、新たな財政再建目標として、これまでより5年遅い2025年度に黒字化すると明記されてしまった。

　その一方で存在感が増したのが経産省である。高度経済成長期には通産省主導での産業育成が成功したが、日本経済の低迷や中韓の台頭もあって、もはや省としての役割は終わったかのようにさえ思われていた。それが、第二次安倍政権においては、息を吹き返すどころか財務省にとって代わって省庁の中の盟主的な位置にいる。

　そうした位置づけの変化の背景を政権与党との関係から説明しておく。そもそも財務省は、経済成長が望めない以上、増税と節約で乗り切るほかないという立場だが、この考え方は政権与党には必ずしも歓迎されてこなかった。実際、大平正芳首相時代から竹下登、橋本龍太郎と、増税の実施はおろか、それを口にしただけでも首相の座を退いている。

　『産経ニュース・安倍政権考』（2015年5月18日）でも、「『財務省がも

第4章 ■ステークホルダー／主導権の変遷

図表17 ■日経新聞の記事（2015年9月27日日刊13面）

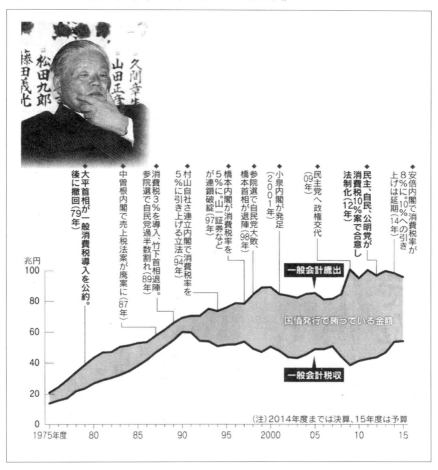

ってくる文書には、消費税を10％より上げようとする狙いが見え見えなんだよ』安倍晋三首相は今春、周辺にこう述べ、財政健全化を名目に消費税を10％よりもさらに引き上げようと画策する財務省に不快感を示した」とある。いずれにしても、近年では第二次安倍内閣だけが実際に増

税を行い、政権運営を継続できている。安倍首相の立場に立てば、財務省の言いなりになって増税をし、その結果、政権が崩壊しては元も子もないということなのだろう。

　それでも財務省は諦めないだろう。第二次安倍政権ほどの内閣支持率の高い政権は小泉首相以来である。だからこそこの時期を逃せば、増税のチャンスはまた遠のいてしまうのだ。

　では、財政運営についての経済産業省（以下、経産省）のスタンスはどうか。一言で言えば規制緩和によって民間の経済活動が活発化すれば、自ずと税収は上がるというものである。言い換えれば税率を上げなくとも、税収が上がる可能性はあるというものである。それどころか、税率を上げれば、消費が抑制され景気の腰を折る可能性もある。つまり、トータルで考えれば税率を上げることが必ずしも税収を上げることにはつながらないとの立場である。小泉政権時代の「上げ潮派」に通じる考え方である。

　こうした二つの考え方がある中で、ともかく安倍首相は消費増税を再延期した。それにしても、そもそもの消費増税の最大の理由は、社会保障の充実に配分することと、後代へのつけ回しの回避にあったはずである。

　その経緯をもう少し丁寧に見てみよう。

　本来なら2017年4月に消費税率が8％から10％へと引き上げられ、2016年はその際の軽減税率の議論も含めて準備期間のはずだった。

　ところが、それに先立つ2016年3月に動きがあった。ノーベル経済学賞受賞者であるジョセフ・スティグリッツ（米コロンビア大学教授）、ポール・クルーグマン（米ニューヨーク市立大学教授）の両氏が来日したのである。同年5月に開催されるG7サミットに先立ち、議長国である日本が、現下の世界的な経済状況に適切に対応するため、世界の経済・

金融情勢について、内外の有識者から順次見解を聴取し意見交換を行う「国際金融経済分析会合」を開催し、そこに両氏が招かれたのだ。マスコミ報道を総合すれば、3月16日に開催された第1回において、スティグリッツ氏が消費増税に言及し、さらに22日の第3回において、クルーグマン氏も2017年4月の消費増税への反対を提言し、そのことが増税延期へと風向きを変えたとされる。"される"というのは、確かに発言したのかどうか確認する方法がないからだ。当時の日本経済新聞（3月16日）では、「講師として招いたノーベル経済学賞の受賞者であるジョセフ・スティグリッツ米コロンビア大教授は、世界経済は難局にあり『2016年はより弱くなるだろう』との見解を示した。『現在のタイミングでは消費税を引き上げる時期ではない』とも述べ、来年4月の消費税率10％への引き上げを見送るよう提言した」とある。前述のマスコミの報道は、概ねこれに近いものだった。

　スティグリッツ教授がその時に使用したとされるスライド資料が首相官邸のホームページで入手できる（国際金融経済分析会合（第1回）議事次第）。一連のマスコミ報道に踊らされずに、この資料だけに基づいてスティグリッツ氏の主張を整理してみると、①需要不足が問題であること、②低金利政策も含めて、量的緩和政策はあまり意味がないこと、③過去の景気刺激策はそれなりに意味があったこと、④緊縮財政も意味が無いこと、などのようだ。そして、やはり消費増税への言及はない。

　いずれにしてもこの時期に、両氏を招いたということに、官邸側の何らかの意図を感じずにはいられない。

　その後、4月14日及び16日に熊本地震が発生した。政府は従来、リーマン・ショックや東日本大震災のような重大な事態が起こらない限り、消費増税は予定通り実施するとの考えであった。熊本地震後の4月27日においても、菅官房長官は「大震災級の経済的変動があったとは思っていない」との認識を示している。つまり、"表面上は"予定通り増税を行

うとの姿勢を崩していなかった。

　しかし、実際には、この時点で増税再延期に向けて腹は固まっていたと思われる。５月下旬には伊勢志摩サミットが開催されたが、議長国である日本は、会議全体をこのスティグリッツ、クルーグマン両氏の主張の延長線上の考え方で牽引しようとした。すなわち、その時点で、2008年のリーマン・ショックのような危機の予兆があるとし、財政出動の必要性を訴えたのだ。この主張に対する、実際の各国の受け止めには温度差があり、共感を得るには至らなかった。

　そして、サミット終了直後の６月１日には、安倍首相は消費増税再延期を国民に対して正式に表明した。時間的に考えても、サミットの帰趨にかかわらずあらかじめ決断していたに違いない。

　整理して考えてみると、増税再延期表明へ向けて、３月の両氏の来日、そしてその後のサミットと一連のシナリオが練り上げられていたのだろう。

　さて、こうした流れを踏まえつつ、財務省の立場に立って考えれば、消費増税を含めた税収増が当分期待できず、保険料収入の増につながるような話もない以上、残された道は適正化という名の「節約」しかないことになる。実は、「節約」ということであれば、官邸としても受け入れやすい。つまり、節約によって少しでも「増税」が先延ばしできるのであれば、それもいいということになるのである。こうして、節約に関してだけは一種の呉越同舟的関係が成り立っている。とは言え、財務省が、増税できなかった怒りやもやもやの「矛先」を厚労省や中医協に向けてくるのは自明の理と言えよう。

70

第４章 ■ステークホルダー／主導権の変遷

5 薬価改革も官邸が主導

　さて薬価の決定と改定とは、厚労省・中医協にとって大きなテーマであるが、この数年、様相が変わってきている。2015年度の医療費の伸びは著しく、過去３年間の医療費の伸びを大きく上回った。その内訳を見ると、医科と歯科の診療費の伸びが2.5％であったのに対し、調剤の伸びは9.4％で、特に年度後半（10月〜３月）では11.4％に達した。

　2015年度の医療費全体の伸び3.8％を分解すると、調剤の伸びが最も影響しており、その大部分が「薬剤料」、つまり医薬品代であり、中でも「化学療法剤」の影響が大きかった。

　関連して、最近の話題は高額医薬品の価格とその医療費への影響に移っている。記憶に新しいのはC型肝炎治療薬である。2015年の５月と８月にそれぞれソバルディ錠、ハーボニー錠というC型肝炎治療薬２品目が保険収載された。薬価はそれぞれ１錠で約６万円、約８万円と高価であり、84日間飲み続けることが必要だ。これが医療費の上昇を招くとされ、高額医薬品が保険財政に与える影響が大きな論点として急浮上するきっかけとなった。

　その後、本格的に話題となったのは、抗がん剤のオプジーボの適用拡大に伴う薬価問題である。財務省とその意を受けた厚労省は、既に高額医薬品に対応できる仕組みづくりに着手してはいた。ただ、製薬業界や保険関係者らとの調整に時間がかかることから、2017年３月までに方向性をまとめる予定だった。それを変えたのが、オプジーボの薬価にかかる問題だった。全国保険医新聞にもオプジーボの薬価を主要国と比較した記事が掲載され、国会でも質問がなされるに至った。

　こうした状況の中で、首相官邸は、オプジーボの薬価を引き下げること、そしてその下げ幅を25％から50％という異例の大幅な引き下げとす

71

ることとしたのだ。そこに至るまでには、官邸の意を受けて、まず経済
財政諮問会議が議論に参入。2016年10月、民間議員が50％の引き下げを
主張し、これを受ける形でオプジーボの薬価50％引き下げ方針が固まっ
た。

　このように、薬価改定についてさえ経済財政諮問会議が介入すること
になり、同年11月には再び民間議員が、２年に１度の薬価改定を毎年改
定に改めるよう提言している。当然ながら安倍首相もこれを支持し、そ
の方向に決まった。要するに厚労省・中医協の枠外で薬価制度が議論さ
れる構図ができたということである。ただ、一つ言っておかねばならな
いことは、確かにステークホルダーの力関係が変わってはきたが、その
状態が永遠に続くことはない。引き続き動向を見極める必要がある。

6 消費増税の使途の変更がもたらすもの

　さて、安倍首相は2017年９月25日、首相官邸で会見し、28日の臨時国
会の冒頭に衆議院の解散に踏み切ることを表明した。会見の内容は医療
を含めた社会保障の将来に大きな影響を与える内容であったので、関係
する部分を適宜引用しつつ、簡単に説明することとする。

　まず、生産性革命、そして人づくり革命の２つの大改革を行うとし、
そのうちの後者については、①真に必要な子供達に限って、高等教育の
無償化を必ず実現すること、②幼児教育の無償化を進めることを挙げて
いる。このうち、②については具体的に、2020年度までに３歳から５歳
までの全ての子供達の幼稚園や保育園の費用を無償化すること、さらに、
ゼロ歳から２歳児も所得の低い世帯では全面的に無償化することとして
いる。

　問題はその財源だが、2019年10月に予定される消費税率10％への引き

72

上げによる財源を活用するとしている。8％から10％の2％の引き上げにより5兆円強の税収となるが、これまでは、この税収の5分の1だけを社会保障の充実に使い、残りの5分の4である4兆円あまりは借金の返済に使うこととなっていた。この消費税の使い道を、首相は変えたいと言った。子育て世代への投資と、社会保障の安定化にバランスよく充当し、しかも同時に財政再建を確実に実現すると。そして増税分を少子化対策などの歳出により多く回すことで、3年前の8％に引き上げた時のような景気への悪影響も軽減できると。もちろん、2020年度の基礎的財政収支（PB）黒字化目標の達成は困難となるが、安倍政権は財政再建の旗を下ろすことはないとも言っている。

　さて、かなり大変なことを比較的短い文章で表現しているので、少し説明が必要になる。そもそも安倍首相は、財務省が中心となって書いたシナリオである5％→8％→10％の消費増税のスケジュールとその使途に不満を持っていたと思われる。前述のように、8％から10％への増税は再延期されていたのだが、総裁としての任期等とも考え併せると、2019年の10月についてさえも、増税を見送るのではないかとの観測さえある。

　そうした中で、解散の大義として増税はするが「幼児教育・保育の無償化」に使うということにしたのだろう。民進党（当時）をはじめとする野党が国会で追及した「保育園落ちたの私だ」問題への回答にもなり、身内である小泉進次郎氏の「こども保険」構想に対してもその機先を制することができるのである。財務省に対しても、予定通り増税はするが、その使い道までは財務省の引いた路線に乗らないぞと言う強い意志表示であろう。

　さて、使い道の変更は可能なのだろうか。新聞各紙によれば、安倍首相の考えを実現するためには最低で7,800億円、所得制限を入れなけれ

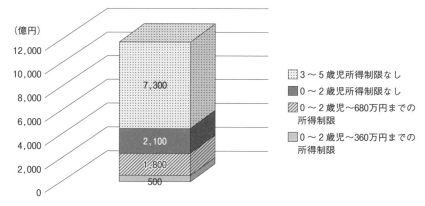

図表18 幼児教育・保育の無償化に必要な費用見積もり

（新聞報道等をもとに筆者作成）

ば、1兆2,000億円近くが必要になるという（**図表18**）。

　では、財務省が消費税を5％から10％に引き上げる際に考えていた使い道を見てみる（**図表19**）。財務省は、増税分は全て社会保障に充当すると説明しており、このことを多少とも勉強した国民の多くはそう信じていたのではないか。しかし、ちょっとしたカラクリがあった。それが**図表19**の太枠で囲んだ「後代へのつけ回しの減」と言う名目の7兆3,000億円である。カッコ書きの言葉の意味が分かりにくいが、簡単に言うと、「国債を発行してまで社会保障の充実に充てるわけにはいかないので、この部分はいただきますよ」ということである。そうして基礎年金国庫負担割合1/2等を差し引くと、10％増税時においても、社会保障の充実には2兆8,000億円しか回ってこない計算になっている。このことについては、財政や社会保障の学者・専門家の間でも、「国民に増税による恩恵が感じられないのでは」との主張があった。もちろん財務省の考えもわからないではない。これだけやっても、必要な経費と財源との間にまだ

第4章 ■ ステークホルダー／主導権の変遷

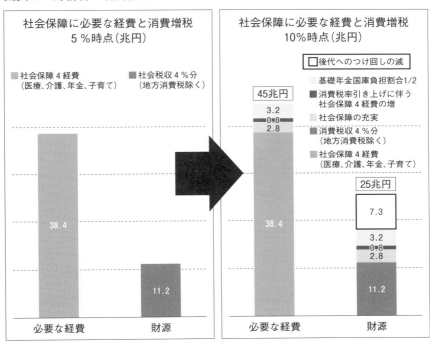

図表19 ■ 財務省が消費税を5％から10％に引き上げる際に考えていた使い道

（厚生労働省資料より）

20兆円ものギャップがあるからだ。

　いずれにしても、安倍首相と官邸はここに着目し、「後代へのつけ回しの減」の一部でも振り向ければ、1兆円程度の財源はすぐに捻出できると踏んだのだろう。言うまでもないが、これまでの学者・専門家の主張にもある程度は応えることになる。

　そうなると、問題は2020年度に基礎的財政収支（PB）を黒字化するという政府の財政健全化目標が遠のくということである。財務省の見積もりの中でも、既にその目標達成は難しいとされていたのだが、これで先

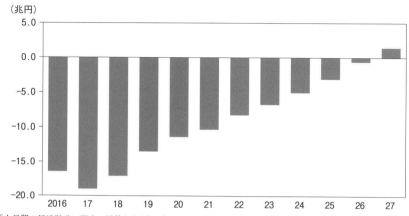

図表20 ■ 内閣府による基礎的財政収支の見通し（2016年〜27年度）

（「中長期の経済財政に関する試算」（平成30年1月23日　経済財政諮問会議提出：内閣府）をもとに筆者作成）

送りは決定的になった。

　この点に関して、安倍首相も同年9月25日夜に出演したNHK番組で、「達成するのは不可能になったと思う」と述べている。基礎的財政収支（PB）黒字化は事実上の国際公約だったはずで、安倍首相も主要20カ国・地域（G20）首脳会議で「コミット（約束）してきた財政健全化目標の達成を目指す」と宣言するなどしてきた。だが番組で安倍首相は「私は国際公約と言ったことはない。状況によって柔軟に対応する必要がある」と説明している。

　前置きが長くなったが、首相のこのような意見表明、方針の転換によって、医療を含めた社会保障にどのような影響があるかを考えてみたい。シンプルに考えるなら、やっと首相が消費増税を決断してくれたので、医療、介護の分野にも少なからずその果実が、と思いたかったのだがどうやらそうではない。年金などの将来の使いみちがしっかりしたものについては、変更の余地は少ない。にもかかわらず、若年層の保育・教育

第4章 ■ステークホルダー／主導権の変遷

を充実させるとともに介護離職対策等には引き続き力を入れるという。

　そうなると、財務省の目は、総額が大きく、しかも適正化の余地のある医療、介護の分野への切り込みに向くだろう。これまでもそうだったが、「なお一層」を覚悟しなければならない。「後代へのつけ回しの減」にまで手を付けられた財務省の怒りの矛先が、医療や介護の適正化へ向かうと言ってもいい。

　マスコミは、当時「教育充実のための予算確保と財政再建のバランスをどうとるのかが衆院選の争点の一つになりそうだ」などと簡単に書いていたが、医療関係者の立場で眺めれば、医療、介護の財源確保の行先には、暗雲が垂れ込めていると言える。

　いずれにしても、財務省は、財政の観点から、現状をきわめて冷徹に捉え、財源の確保と併せての徹底的な節約・削減無くして持続可能性は心もとないとしている。こうした考え方や取り組みをそのまま是とするのもいささか抵抗感はあるが、そういう側面があるのもまた事実であり、引き続きの国民的な議論が必要である。医療関係者も「『いい医療』を提供するためには、これだけの財源が必要です」ということを、客観的なデータを示しながら粘り強く主張し続けることが重要だろう。

第
5
章

今日的課題

第5章 ■ 今日的課題

1 財源をどう確保するのか

　前章で述べた通り、多くの社会保障関係者は、消費増税が当初の予定通り実行され、その増収分が前回同様社会保障の充実へと充てられることを期待していた。本来ならば、2017年4月に消費税率を現在の8％から10％へと引き上げるべく、2016年はその準備期間のはずだった。熊本地震の消費増税への影響を否定したロイター通信による2016年4月27日の菅官房長官の会見内容をみても、予定通り増税を行うスタンスを維持していた。

　ただ、それに先立つ2016年3月の「国際金融経済分析会合」、そして5月には、わが国が議長国として財政出動の必要性を訴えた「伊勢志摩サミット」を経て、安倍首相はサミット終了直後の6月1日に、消費増税の再延期を国民に対して正式に表明した。

　ここでもう一度、永田町、霞が関界隈の情勢について復習しておこう。言うまでもなく、この数年来、官邸と経産省の二人三脚による"運営"が続いており、その基本は、増税に頼らず、規制緩和等で経済を活性化し、その帰結として税収増も期待できるだろうというものである。

　一方で、財務省と厚労省とは、社会保障の持続可能性や充実を行い、同時に必要な財源を確保するという観点から、二人三脚で予定通りの消費増税実施を期待していたと言える。

　サミットからは既に2年が経過したが、結果だけをみれば、増税に頼らず規制緩和等で経済を活性化し、成長させ、その帰結として税収増という当時のシナリオ通りとは言えない状況にある。

　消費増税を再延期し、しかも税収も予想したほどには増えないという状況の中で、どうやって財源を確保するのか。シンプルに考えると、「保険料を上げる」「自己負担を増やす」などの方法しかないのだが、前述の

81

ように国民やマスコミの理解が得にくいとなると、適正化という名の「節約」しか残された道はない。

その意味するところを医療関係者の立場で考えてみよう。そもそも、医療費（診療報酬）の財源が、保険料、公費（税）と自己負担からなることは前述のとおりだが、医療関係者の最大の関心事である技術料の評価においては、「薬価引き下げ」は、永らく診療報酬改定時の「財源」の一つと認識されてきた。80年代半ばまではその位置づけについて関係者間での綱引きがあったものの、医療保険財政が厳しくなる90年代以降は、事実上「薬価引き下げ財源」に頼った診療報酬改定が習慣化し、それが当然とされてきた。

この薬価引き下げとその使いみちなどについての最近の財務省の考えは明快だ。前述の月刊雑誌『病院』（2016年12月号、医学書院）への宇波弘貴主計官（当時）の寄稿に、かなり踏み込んだ見解が披瀝されていて参考になる。簡単に引用、要約すると、まず、社会保障と財政全体との関係について、「社会保障関係費は一般歳出の5割以上を占め、大幅に増加している政策経費。財政健全化には社会保障関係費の抑制は不可避」「社会保障関係費の伸びの抑制は財政のためでなく、社会保障制度そのものの持続性確保のために必要な改革」「今回の経済財政再生計画は『削減額ありき』ではない」としている。

次に「地域医療構想の着実な実施」「負担能力に応じた公平な負担、給付の適正化を」「（診療報酬本体については）日本経済全体の人件費・物件費の動向に比べて大きく高止まりしていることから、一定程度のマイナスが必要であると考えている」としている。

特に、技術料の財源として、従前から薬価引き下げ分の振り替えに期待が集まっているが、「薬価は市場価格を的確に反映すべきものであり、薬価差は診療行為の質とは無関係で、下落部分だけをとらまえて財源と観念することはできない」「薬価改定に伴う適正化は確実に医療費の減

に反映すべき」と断じている。一方、医薬品関係では「医薬品価格の一層の適正化を進めることとし、特に費用対効果分析の本格実施とこれに基づく薬価算定のあり方」を強調している。

蛇足だが、調剤報酬にかかる記述で、「調剤報酬は、医科、歯科を大きく超える伸びである」「医薬分業は形式的には大きく進展したが、本来の目的とは異なる様相を呈している」と評し、結びには「調剤基本料、調剤料を引き下げる」と断言している。

つまり、単なる節約だけではなく、いくつかある財源のうちの一部を返上させたり、他の分野に振り向けるということも視野に入っているということなのだ。

2 合理的・科学的意思決定の時代

さて、1980年代くらいまでの中医協を振り返ってみると、中医協は診療報酬の大筋の方針だけを議論し、細部は厚労省（保険局医療課）に任されていた。たとえば、薬価調査の結果が出たとして、公定価格である薬価基準をどの程度引き下げるのか。医療機器の価格決定に当たって、機能別収載のままでいいのか、それとも銘柄別収載にするのか。初診料や入院料（現在は入院基本料）の意義は何か。そういう大筋を議論する場ではあっても、細かな点数（価格）の設定については、基本的に医療課が事務局となって作業をし、取り纏めるという役割分担ができていた。また、その取り纏めの過程においては、医療課が中心になって関係者間の根回しや摺り合わせを行い、その結果をもって中医協の議論の場に臨むというスタイルであった。したがって中医協の開催回数自体も現在のように多くはなかった。

それが変わるきっかけはいくつかあった。一つは公的な審議会や協議

会の公開の流れだろう。今となっては公開は当たり前ともなったが、かつては非公開が原則であり、会議終了後数日経って、せいぜい要旨が配布されるという程度であった。筆者の記憶する限りでは、遺伝子治療臨床研究を始めとする先端技術の評価を検討する厚生科学審議会の先端医療技術評価部会が公開の最初だったと思う。もちろん、当時、省内にも種々の議論があった。会議の内容を巡って傍聴者から不規則発言等が出るのではないかとか、仮定の話でもすれば、その言葉尻を捕まえて批判を浴びることとなり、結果として自由な意見交換ができなくなるのでは——などである。

　これらの懸念について補足しておくと、筆者が過去に担当していた感染症・予防接種の分野では、米国は、2000年頃までには審議会（ACIP）の一部をインターネットラジオで公開していた。今は懐かしいReal Playerによるもので、筆者は、これも懐かしいダイヤル回線でインターネットに接続して聴いていた。実際には、時差の関係で審議会の開催は日本時間の真夜中になるため、リアルタイムで聴くのはいささか辛く、PCからライン出力してカセットテープレコーダーに録音し、それを翌日の朝に聴くという方法であった。それにしても、科学的にも倫理的にも意見が分かれるような問題について適宜公開し、コンセンサスを醸成していくという仕組みが確立されていることを実感した。こうしたスタイルで物事を進めていくというのは非常に手間のかかる作業にはなるが、これも民主主義のコストと理解すべきなのだろう。

　もう一つは、議論の広がりと深化である。医療行為の内容、つまり診療報酬点数の項目が細分化され、さらにDPC（診断群分類包括評価）の導入、あるいは慢性期病床における包括払いの導入によりそれらの膨大なデータが電子的に入手可能になった。そうなると、中医協も制度論や根幹のみ議論するというわけにもいかなくなった。

　こうして、公開により議論を深めていくこと、それもデータに基づい

て行うことが定着していったのだが、その途上で「下村-臼田事件」（2004年5月起訴）が起こった。完璧な仕組みというものはなく、防ぎ得ないこともあるということだったのだろう。いずれにしても、この事件をきっかけに、さらに細部まで丁寧に議論し、その過程についても明らかにすべきということになった。中医協の下に、それぞれの分野ごとに細分化された専門委員会などの検討組織が多数設置されることとなった。

　こうして議論の過程が公開されるようになると、その結論に至る根拠も求められるようになった。当初はレセプト電算処理システムも進んでいなかったため、一定の規模があって、それなりに信頼できるデータが存在せず、必要に応じて、中医協が独自調査を行い、分析し、資料として提出していた。

　余談だが、このレセプト電算処理システム（レセ電算）は、既に1983年に「レインボープラン」として基本構想が発表され、翌1984年には日医もその試行に合意し、いったんはスタートするかに見えたが、最終的に関係者の合意が得られず、30年もの時が流れることになった。

　ともあれ、現在では以降に述べるようにDPCのEF統合ファイル*、NDB、NCD、外保連試案といったデータが収集され、利用できるようになった。その分、中医協事務局を務める厚労省の職員や中医協委員にも相当の負担がかかっている。他の審議会、協議会と比較しても、中医協は下部組織も含めれば、その開催回数、データに基づく議論の厚み等、全省庁を見渡しても最も活発に丁寧に議論をしている組織と言える。

---

*DPCにおける提出データの一部。入院患者の医科点数表に基づく出来高による診療報酬の算定範囲、入院料の包括診療項目、及び持参薬等。詳細は次項でも述べる。

3 データが物をいう時代

(1) データに基づく議論－DPCとNDB

　ところで、2014年11月、OECDがわが国の医療の質のレビューの結果を公表した*。

　その中では、「比較的低コストで良好な健康を実現」しており、「良好なパフォーマンスを上げている」と日本の医療を評価する一方で、病院部門では、患者の転帰に関する指標が不足していることを指摘し、「より包括的なアウトカム指標のために強力な情報インフラストラクチャを開発し、病院部門全体に拡大して、病院で提供される医療の質の明確な姿を把握する」べきとしている。

　おそらくは、このOECDの提言も踏まえてのことだろう、2015年2月の政府の経済財政諮問会議の政策コメンテーター委員会で、ある民間コメンテーターが「日本は世界でも類を見ない自由放任主義的な医療提供体制。政府はまず、医療者が行う診療の質を担保する仕組みを導入すべき」と提案するなど、わが国の医療の質そのものを問題視しているとの報道があった。

　前述の財政制度等審議会・財政制度分科会にしても、経済財政諮問会議・政策コメンテーター委員会にしても、委員名簿はネット上で公開されている。しかし、そこには残念ながら医療関係者はいない。学者やエコノミスト、実業家、マスコミ関係者らが、通常の財やサービスの世界の「常識」をベースに「医療の質」についての問題点を指摘し、政策提

---

*http://www.oecd.org/els/health-systems/ReviewofHealthCareQualityJAPAN_Executive
　Summary.pdf（後半に日本語訳）

第5章■今日的課題

言をしている状況にある。しかも、わが国の医療の質について、「政府」という言葉を用いて、厚労省等による積極的な管理や関与を求めているのだが、実際には、既に2010年より、厚労省の「医療の質の評価・公表等推進事業」及びその実施要綱に基づき、全日本病院協会や日本病院会などの病院団体単位で、医療の質の評価に取り組み、病院ごとの結果も公表されている。

　もちろん「医療の質」の評価・公表は重要であり、引き続き推進していくべきではあるが、前述の有識者が問題にする質は、せいぜいドナベディアンの言うプロセスの評価＊に過ぎない。しかし、医療の評価において、とりわけ国単位で評価する際に、真に重要なのは、アウトカム（成果）である。具体的には、「平均余命、健康寿命」「新生児死亡率・乳児死亡率」などである（**図表21,22**）。これらの健康の指標の国際比較において、わが国が長年にわたって世界最高水準にあることを、あらためて強調しておきたい。

＊ドナベディアン（Donabedian）は、医療の質を「構造（structure）」「過程（process）」「結果（outcome）」という3つの側面から評価できるとした。構造とは、モノや人の配置などの物的あるいは人的資源、過程とは医療従事者の態度や行動、結果とは治療や看護の結果としての患者の健康状態やクオリティオブライフである。

図表21 ■ 平均寿命の国際比較（2014）

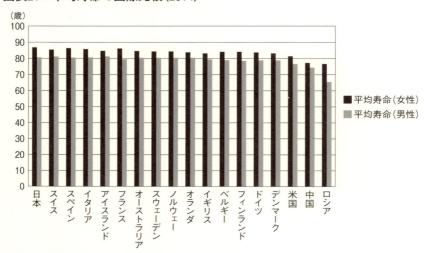

(OECD (2018), Life expectancy at birth (indicator). doi: 10.1787/27e0fc9d-en (Accessed on 05 June 2018))

図表22 ■ 乳児死亡率の国際比較（2014）

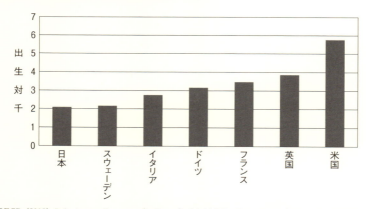

(OECD (2018), Infant mortality rates (indicator). doi: 10.1787/83dea506-en (Accessed on 05 June 2018))

第 5 章 ■ 今日的課題

　もちろん先進国における医療の評価が、死亡率等にとどまっていいはずはなく、その一つ前の段階である個々の医療行為の成果についても、精緻にデータが収集され、評価が行われる必要性がある。そうしたデータの一つが、前述のDPCの**EF統合ファイル**（最近はHファイルも）である。近年は、その分析と評価が体系化されつつあり、疾病コードごとの評価とともに、その医療機関間の差異、バラツキについても評価が行われるようになっている。

　これらは、どういう点数の診療行為をどれだけ実施したかという情報だが、EとFファイルとでは、情報の種類や粒度が異なり、共通するのは患者IDに対応するデータ識別番号、入退院年月日、手術・検査等の診療区分に対応するデータ区分である。一方でEファイルは実施年月日や行為回数、病院によっては病棟・医師情報が、Fファイルは診療明細名称・使用数量・基準単位といった固有の情報がそれぞれ含まれる。このデータを細かく丁寧に分析することで、各病院のパフォーマンスや診療内容を相当程度明らかにすることができる。

　さらにこの5年ほどで、更なる進歩があった。中でも**NDB**（レセプト情報・特定健診等情報データベース）が公開されたことは大きい。これは医療機関から診療報酬のレセプトとして集まったデータを全数収集したものであり、現時点で実に100億件超の膨大なレセプトのデータベースである。まさに世界最大級の超巨大データベースと言える。2011年度からは、第三者への提供も試行的にスタートし、さらに2013年度からは本格実施となって、個別の研究者の申請により、比較的自由に研究の材料として使えるようになった。今後はこの膨大なデータの分析・評価がいっそう進むことになろう。

図表23 ■ NCDのホームページ

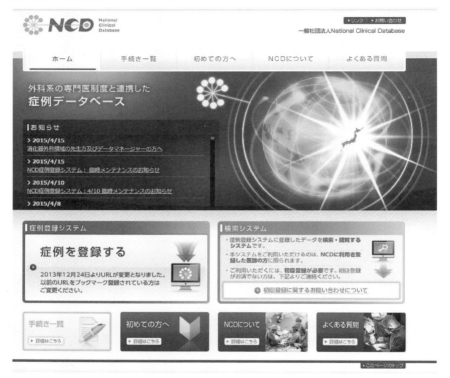

やや下方、左にオンライン症例登録システムがある。

(2) NCDと外科の評価

　もう一つの有用なデータベースはNCD（National Clinical Database）である（図表23）。これは外科系の学会単位での評価・公表の取り組みである。DPCのEFファイルとNDBが、診療報酬に基づく診療行為に限定されるのに対して、これはその転帰（予後等）についても収集される。

第 5 章 ■ 今日的課題

図表24 ■ 消化器外科専門医115術式に関する調査

表 3. 消化器外科専門医115術式における臓器別の手術件数と死亡率			
臓器	手術件数	術後30日死亡数／率（%）	手術関連死亡数／率（%）
食道	16,065	204/1.3	594/3.7
胃・十二指腸	142,926	2,077/1.5	4,564/3.2
小腸・結腸	335,953	6,507/1.9	11,973/3.6
直腸・肛門	90,765	857/0.9	1,478/1.6
肝	49,644	626/1.3	1,204/2.4
胆	225,696	1,014/0.4	2,028/0.9
膵	29,027	388/1.3	823/2.8
脾	7,751	167/2.2	275/3.5
その他	51,997	2,562/4.9	4,180/8.0
計	949,824	14,402/1.5	27,119/2.9

（National Clinical Database（消化器外科領域）Annual Report 2011-2012）

　NCDは、2010年の一般社団法人National Clinical Database（NCD）の設立に始まる。2011年 1 月にはNCDデータベース事業として登録が開始されたが、2011、2012年の登録症例はいずれも100万例を超え、膨大な診療データとして蓄積されている。現状では外科領域に限定されているが、それでも転帰まで収集されていることは意義が大きい。

　既に日本消化器外科学会会員へのフィードバックの一環としてAnnual Report（第一報）が公表されている。ここでは、その一部を示す（図表24）。

　図表25、26は、消化器外科領域の手術の日米の実力の差を見たものである。ご覧いただくように、膵臓がん等に対する膵十二指腸切除術、直腸がんに対する低位前方切除術、結腸がんに対する右半結腸切除術の 3 つについて、30日以内の死亡率を比較している。対象となった病院の数は、わが国が実際にこれらの手術を行っているほぼ全ての病院で約2,000、米国は選ばれた病院で約500である。

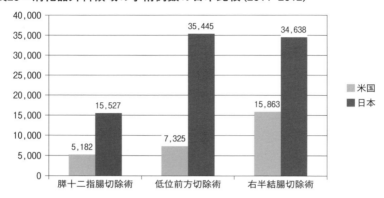

図表25 ■ 消化器外科領域の手術例数の日米比較(2011-2012)

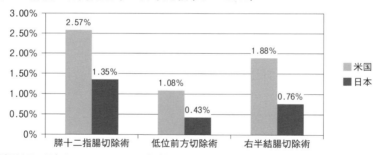

図表26 ■ 術後30日内死亡率の日米比較(2011-2012)

(米国はNSQIP、日本はNCDによるデータ。福島県立医科大学・後藤満一教授らの報告)

　一見してわが国の結果の方が良好である。ただし、最終的な優劣を比較するためには、年齢、性別、重症度は元より、肥満度等まで含めた細かな患者の属性の違いを調整する必要がある。なお、一連の結果とは別に注目すべきことがある。それは、病院数の差及び収集された症例数の差である。日本側の症例集積にかける努力の跡が見て取れる。

　次に心臓・血管外科の成績である。

第5章■今日的課題

図表27■日本と米国の治療成績の違い(術後30日以内の死亡率　2008年)

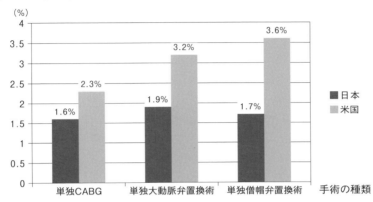

Gen Thorac Cardiovasc Surg. 2010;58:356-83
Ann Thorac Surg. 2009;88：S2-22
Ann Thorac Surg. 2009;88：S23-42

　まず、**図表27**に日本胸部外科学会による３つの手術についての日米比較を示す。『日本外科学会雑誌』（第113巻 第3号 2012年）が、「日本の心臓・大血管外科レベルは欧米を超えているか？」という特集を組んだ時のものである。ここでは、冠動脈疾患、弁膜疾患から心臓移植まで6つの領域にわたって、わが国と欧米との成績を比較している。

　この結果だけをみれば、日米で差はないが、一部については米国を凌駕している部分もある。

　補足しておくと、前述のNCD以外に、循環器外科領域では日本成人心臓外科手術データベースJACVSD（Japan Adult Cardiovascular Surgery Database）など、さらにきめ細かなデータベースが存在する。

　一方、こうした外科手術にかかる「費用」の分析に関しては、外科系学会社会保険委員会連合（外保連）による社会保険診療報酬改定の参考資料「**外保連試案**」がある。この外保連試案とは、外科系学会の保険診療担当委員が、実際の手術の費用のデータを元に討議を重ね、学問的根

拠に基づいて算出したものである。診療報酬改定の際に、厚労省、中医協において活用されている。また、同試案に収載されている「外保連手術指数」が、DPCⅡ群病院の要件としても活用されている。

　この試案の内容について簡単に説明すると、個々の手術行為ごとに、人件費や物件費、その他時間的要因などの費用が考慮され、その上で各手術行為間の相対評価がなされている。補足すると、こうした一連の作業が、厚労省主導でなく、現場の専門家の手で作り上げられていることも素晴らしいと言える。

(3)　内科系技術の評価

　一方の内科系の診療行為の内容と成果データベースについては、外科ほどには組織的、系統的に収集されていない。したがって、今後は外科の経験に倣い、コストが決定され、相対評価も組み込んだデータの収集・分析が望まれる。もちろん、その過程は手術の場合よりも困難なものとなるであろう。

　内科領域のアウトカム評価の一例を示す。**図表28**は少し古いデータだが、Dialysis Outcomes and Practice Patterns Study（DOPPS）による、血液透析の治療方法と患者の予後についての調査である。1年間の粗死亡率は、わが国では6.6%、欧州15.6%、米国21.7%。さらに年齢、性、人種、15の併存疾患で補正し相対リスクを算出すると、わが国の相対死亡リスクを1とした場合、米国3.78、欧州2.84と、主要アウトカムである生命予後（死亡率）に関して、わが国が欧米に比べて有意に優れていることが認められる。

　もちろん、このデータをそのまま米欧間との差とすることはできないだろう。外科手術の場合と同様、年齢、性別等の調整を行う必要がある。米欧の一部の国においては透析導入の基準が厳格であることも考慮に入

第5章 ■ 今日的課題

図表28 ■ 日欧米における相対死亡リスクの比較（1997-2001）

Adjusted Relative Risk of Mortality by Continent 1997-2001

Mortality Measure	US		Europe		Japan	
	RR	p-value[a]	RR	p-value[a]	RR	p-value
Crude	5.34	<0.0001	3.12	<0.0001	1	Ref
Adjusted[b]	3.78	<0.0001	2.84	<0.0001	1	Ref

Analyses performed on DOPPS I data, collected from 1997-2001. Adjusted for case-mix.
[a] P-value for comparison with Japan.
[b] Adjusted for demographics and 15 classes of comorbidity.
US versus Europe: Crude RR=1.71, adjusted RR=1.30 (p<0.0001).

NOTE: Japan data under represents hospital units. Including such patients in DOPPS II gives smaller RRs.

DOPPS   Goodkin DA et al. JASN 14(12):3270-3277, 2003

（Goodkin DA, et al. Association of comorbid conditions and mortality in hemodialysis patients in Europe, Japan, and the United States in the Dialysis Outcomes and Practice Patterns Study（DOPPS）. *J Am Soc Nephrol* 2003; 14(12): 3270-3277）

れておく必要もあろう。

　この項を終わるに当たり、一点指摘をしておく。先に外科領域での日米の比較の事例を示したが、わが国の知識人や報道機関は、このような日本発のいい成績、いい結果についてはほとんど触れず、あえて目をそらしてきたようにさえ見える。今後さらに公表されるであろうデータを元に、わが国の医師の個々の努力が正当に評価され、最終的には診療報酬制度等の中で目に見える形で「還元」されることを期待する。

4 制度・システムの簡素化が必要だが

　さて、次期改定のような短期的な話ではなく、中長期的に検討されるべき課題の一つが診療報酬制度・点数表の簡素化である。制度やルールがあまりに複雑化する中で、個々の医師は、今、自分が行おうとしている医療行為は「請求できるのか？」という疑問を持つこともしばしばだろう。もっと簡素で分かりやすい請求システムであれば良いが、実際には点数表とその簡単な注だけ記載された告示、それに細かな規定が記された通知や施設基準等の告示を読みこなし、しかも点数請求の妥当性についても検証しなければならず、その時間的・心理的な負担は相当なものだ。近年の算定ルールの頻繁な変更など診療報酬体系の複雑化により、ますます対応が難しくなっている。

　病院側の姿勢にも問題はある。こうした保険請求等は、通常、医事課等の事務部門が担当しているのだが、大きな病院であるほど事務職員の人事異動が２～３年ごとに行われる傾向にあり、せっかくの経験と知識が継承されにくくなっている。請求業務の外注という道もあるが、ここにも問題がある。業者側としては、業務を委託された以上、「不正請求」という結果になることだけは避けたいという心理が働く。そのため、慎重になり過ぎて、自主的に低い点数で請求する、あるいは加算漏れということが起こる。仮に加算漏れ的なことに気づいたとしても、それを病院側に逆提案するということもなさそうだ。また、病院にとっては柱とも言える重要な請求業務を外注することにより、自院の職員の知識・経験の研鑽の機会が少なくなる。したがって経営判断において必要な勘や決断が鈍ることになる。

　DPCも、本来の目的の中には、一定の費用の範囲内で医師や医療機関

第5章 ■ 今日的課題

の裁量の余地を拡大し、「包括化」による請求事務の簡素化もあったはずだが、実際には改定のたびに複雑化しているし、同時に出来高相当の資料、EFファイル等を提出しなければならないので、事務手続きは大幅に増えている。実現までには程遠いかもしれないが、将来的にはAIなどによる支援も必要かもしれない。

さて、今後は、外来診療の請求にかかる包括化も議論の俎上に上るに違いない。直接結びつくものでもないが、既に財務省の財政制度等審議会では、外来の受診率に地域差があることが指摘されている。当面は、各県や各県医師会に検討・分析を促す程度だろうが、その先には包括化のような提案も待ち受けているのかもしれない。

5 高額医薬品問題

ここ数年、世界の医薬品売上の上位品目を比較すると、1品目の売上高が大きく増加している。わが国では、2014年、前述の悪性黒色腫治療薬オプジーボ（小野薬品、一般名：ニボルマブ）が薬価収載され、以後、C型肝炎治療薬、2016年には高コレステロール血症治療薬と、対象患者が多い生活習慣病治療薬においても**高額医薬品**の薬価収載が続いている。

まず、事実関係だけ復習しておこう。オプジーボは、小野薬品と米メダレックスの共同研究により創製されたもので、「根治切除不能な悪性黒色腫を適応としたヒト型抗ヒトPD-1抗体」として申請された。2014年9月に始めて薬価収載されたが、対象が限られることから、薬価は原価計算方式で算定され、さらに営業利益率に60％の加算が上乗せされて、20mg15万0200円、100mg72万9849円となった。ただし、後述のとおり、緊急改定により2017年2月よりそれぞれ半額となった。

97

一方、2015年5月20日にはギリアド・サイエンシズ日本法人の、核酸型NS5Bポリメラーゼ阻害剤「ソバルディ錠400mg」（一般名：ソホスブビル）が薬価収載された。ジェノタイプ2型のC型慢性肝炎患者に対し、インターフェロン（IFN）を必要とせず、リバビリンとの併用で経口薬のみの治療を国内で初めて提供するものであった。当初の薬価決定に当たっては、中医協で13年ぶりの「画期性加算」が適用され、最終的に1錠6万1799円と高く評価されることとなった。さらにその年の8月には、有効成分のレジパスビルとソホスブビルを配合したジェノタイプ1型のC型慢性肝炎治療薬である「ハーボニー配合錠」が薬価収載された。前述の「ソバルディ錠400mg」を比較薬として、類似薬効比較方式Ⅰで算定、1錠8万0171円となった。なお、ソバルディ及びハーボニーについては、2016年度薬価改定において、初めて実施される特例拡大再算定の適用により、30％以上の引き下げがなされた。

　さらに、2016年4月13日の中医協では、アステラス・アムジェン・バイオファーマの高脂血症治療薬「レパーサ皮下注」の薬価収載が承認された。「レパーサ皮下注」は抗ヒトプロ蛋白質転換酵素サブチリシン／ケキシン9型（PCSK9）抗体で、国内初の抗PCSK9抗体として、スタチン製剤で効果不十分な家族性高コレステロール血症（FH）と高コレステロール血症の新たな治療の選択肢を提供するものであった。薬価は原価計算方式で算定され、さらに営業利益率10％が上乗せされた。この4月の中医協では、患者数の多い生活習慣病の治療薬であって、薬価が1シリンジ、1キットで2万2948円と高額であることから、厳格な適正使用を求める意見が相次いだ。

　さて、高額医薬品を巡る政府等の動きを見よう。まず、「経済財政運営と改革の基本方針2015」（骨太方針2015：2015年6月30日閣議決定）の社会保障分野において「医療の高度化への対応として、医薬品や医療機器等の保険適用に際して費用対効果を考慮すること（中略）……、生活習慣

病治療薬等について、費用面も含めた処方の在り方等について検討する」とされた。それまでにも、中医協において議論は進みつつあったし、直接的に高額医薬品を対象にしたものではないが、厚労省でも分子標的薬など新規作用機序薬について「最適使用推進ガイドライン」を策定し、指針に則った使用を推進しつつあった。

そうした中で、國頭英夫氏（日本赤十字社医療センター化学療法科部長）による一連の「オプジーボ亡国論」（「医学の勝利が国家を滅ぼす」『新潮45』2015年11月号、「コストを語らずにきた代償」『週刊医学界新聞』2016年3月7日号）が話題となった。國頭氏の主張のポイントは、オプジーボの投与を受ける肺がん患者の年間医療費は3,500万円で、適応のある患者が5万人。そしてその全員に投与された場合、年間1兆7,500億円に達するとの推計である。そして、「いよいよ日本の医療財政の破綻が確定的になり、"第二のギリシャ"になる」というものである。さらに2016年4月の財務省の財政制度等審議会・財政制度分科会でもほぼ同じ内容のプレゼンテーションがなされている。この計算は、今となってみると、やや過大であったのではとの批判もあるが、議論を加速させるきっかけとなったことは間違いない。

ご承知のように、オプジーボは2015年には肺がんに対する効能追加がなされ、当初の予想以上に売り上げを伸ばした。その結果、中医協でも緊急的な薬価引き下げが議論になり、翌2016年11月には50%の緊急値下げが了承された。

製薬業界側は、莫大な投資を伴う革新的医薬品の開発を目指す中での厚労省側の一連の動きに対して、当然ながら「イノベーション振興」に反するとの見解を示した。

この問題の解決法の一つは、次項のHTAの考え方の導入であるとされている。

6 医療技術評価と医師・医療機関の機能・能力評価

　世界的に見ても、従来、医療費の支払いは「開発や生産に要したコストをそのまま補償・補填する」という形で行われてきた。たとえば、通常の診療費は、出来高払い（＝単価積み上げ）方式の場合、「人件費等をいくら投入し、さらに材料や薬剤をいくら投入したのでその合計を補償して下さい」という形で請求され、実際にその額が支払われる。新薬の価格決定も、基本的には「その医薬品の研究開発や製造工程、さらには宣伝・販売に、これだけの費用がかかったので、それを補填して下さい」となる。

　さてそうした中で、わが国においても、1980年代に入って包括払いの考え方が検討されることとなった。この支払い方式の基にある考え方は、同一の疾病であれば同一額が支払われるので、医師や医療機関は創意工夫をし、結果として無駄な検査、処置、投薬等が減るはずというものであった。わが国では、米国や先進諸外国が導入した**DRG/PPS**（Diagnosis Related Groups/Prospective Payment System）やその派生モデルを参考にしつつも、独自の**DPC/PDPS**（Diagnosis Procedure Combination/Per-Diem Payment System）を考案し、今日に至っている。一方、急性期病院における DPC/PDPS とは別に、療養病床などでも独自の包括払いの仕組みが導入され、今や、入院については出来高払いの方が少数派とさえ言える。

　こうした考え方をさらに進め、近年では、「結果に着目して支払うべきではないか」という議論も始まっている。保険償還の可否判断や評価の際に、個々の医薬品や医療技術の費用対効果を考慮しようというものである。ペイフォーパフォーマンス（**P4P**、Pay for Performance）という概念がそれである。簡単に説明しておくと、P4Pは、医療機関が効率的な

医療を提供した場合に、高い診療報酬を支払うというものである。近年、米国、英国、オーストラリアなど、欧米先進諸国で導入されつつある。厚労省では、**医療技術評価**（**HTA**：Health Technology Assessment）という言葉を用いて、こうした試みを進めている。

　例を挙げよう。ある病気を治療する際に、A病院では手術をして100万円かかったとする。一方、B病院では手術ではなく、放射線治療で90万円だったとする。いずれの治療でもその効果が同じだったとすると、保険者、あるいは国民の立場からみれば、「結果が一緒にもかかわらず費用（コスト）が違うなら安価な方で」となるだろう。

　HTAは、1999年にイギリスにおいて、薬の効果を見るために設立された**国立医療技術評価機構**（**NICE**：The National Institute for Health and Clinical Excellence）によるものが最初とされている。NICEでは標準的な治療や処方を提言するガイダンスを発行している。ガイダンスは、医薬品の有効性、安全性に加え、医療経済的な評価も積極的に用いており、世界的な注目を集めている。

　わが国においても、以前からこうしたP4PやHTAの考え方を参考にして、医療行為や薬剤の価格を決めていくべきだという動きがあったのだが、前述の高額医薬品問題がこの動きを加速することとなった。

　付言しておくと、HTAの考え方自体は素晴らしいが、個別に見ると、実行は容易ではない。効果の判定にはしばしば相当の年月を必要とするし、判定自体の妥当性にも異論が出るだろう。特に客観的な指標が確立していないもの、たとえば神経疾患などの場合は難航するだろう。つまり、全ての領域にこの考え方を適用できるわけではなさそうだということだ。

　医師や医療機関の機能・能力評価についても見てみよう。これまで、わが国の医療は公平・平等を旨として実施されてきた。この考え方は患者さんへの診療についてもそうであるが、医療機関、医療従事者につい

てもそうであった。仮に医療機関ごとに能力差がある、あるいは個々の医師ごとに差があるとしても、基本的には全国津々浦々、同一の診療行為であれば同一の支払いがなされてきた。

こうした中で、**専門医制度**が動き始めている。専門医制度については、1960年代初頭の日本麻酔指導医制度の発足以降、各専門学会がそれぞれに認定を行ってきた。したがって、外科系と内科系の専門医認定の要件を比較しても、その履修時間など、土台部分で一致していない部分が多かった。そうした中で、2013年4月に、厚労省の「専門医の在り方に関する検討会最終報告」が公表され、これを受けて2014年7月、わが国の専門医の育成と認定を統一的に扱う第三者機関として、一般社団法人日本専門医機構が設立され、ここから動きが加速した。同機構では「専門医制度新整備指針」を作成し、基本要件をできる限り標準化、統一した上で、2018年度から、基本19領域で合計8,378人の専攻医が採用されスタートすることになった。

一連の動きが、直ちに医療経済的な面での評価に結び付くとは考えられないが、個々の医師の能力が客観的に評価される時代にまた一歩近づいたと言える。

医療機関については、前述のDPCやNCDなどのデータの公開により、その実力、パフォーマンスが明らかにされるに至っている。詳細は次章によるが、既に地域医療構想に基づき、病床利用の頻度、入院患者の看護必要度、その他病床のパフォーマンスを含めて公表・公開されるに至り、当事者である医療機関間はもちろん、患者を含めた一般国民にも閲覧可能な状態になっている。

第5章 ■ 今日的課題

7 地域医療構想による影響

　さて、2025年は団塊の世代が75才になる年であり、医療・介護需要が最大化する時だという。厚労省は、地域医療構想の背景に、この「医療における2025年問題」をあげている。同時に、高齢者人口の増加には大きな地域差があること、地域によっては高齢者人口の減少が既に始まっていることも指摘している。そしてそうした状況に対応すべく、医療の提供体制の面から、医療の機能に見合った資源の効果的かつ効率的な配置を促し、急性期から回復期、慢性期まで患者さんが状態に見合った病床で、状態にふさわしい、より良質な医療サービスを受けられる体制を作ることが必要としている。

　具体的には、都道府県が、地域の医療需要の将来推計や報告された情報等を活用して、構想区域ごとの各医療機能の将来必要量を含めた「地域医療構想」を策定し、医療計画に新たに盛り込み、医療機関のさらなる機能分化を推進することとしている。そのために、各医療機関（有床診療所を含む）が、その有する病床において担っている医療機能の現状と今後の方向を選択し、病棟単位で都道府県に報告する**病床機能報告制度**も導入された。

　詳細は他に譲るとして、この構想のインパクトについて説明しておく。元々1985年にスタートした地域医療計画においても病床規制的な意味合いはあったのだが、そこで言う病床の区分は、一般病床、精神、結核病床という大ぐくりな区分であって、一般病床の中をさらに細分化して急性期や慢性期といった区分で規定するものではなかった。しかも、既存の病床数についてはいわゆる"既得権"が認められていた。つまり、病床過剰とされた地域（医療圏）においては、新規に病床・病棟を申請することはできないが、既に存在する病床については、削減させることま

103

ではしないとするものであった。

　これに対し、**地域医療構想**（**図表29**）では、2025年を想定し、「高度急性期機能」「急性期機能」「回復期機能」「慢性期機能」の４つの医療機能ごとに医療需要と病床の必要量を推計し、既存病床（既得権）についても高度急性期を中心に病床の移行等を促すというものになっている。推計の方法は、公平性を確保する意味もあって全国一律となっている。

　もう一つ重要なことは、病院機能報告の結果が公表され、しかも個別の医療機関の状況までわかるということだ。これまでは、医療法であれ診療報酬であれ、ある医療機関が何らかの基準を満たさないとしても、それはその医療機関の内部の問題であり、他院への影響はそれほどない。またその対応も、それぞれが努力し人員や施設の整備をすることによって何とか乗り越えることはできた。しかしこれからは違う。地域特性は考慮されるにせよ、前述のように全国一律の推計方法で推計され、その結果は自院だけでなく他院にも分かる。同時に、地域医療構想圏≒二次医療圏単位で必要病床数を算定することとなっているので、過剰な病床区分とその数が明確になる。結果的には病院間の競争となる。

　筆者のようにかつて厚生行政に携わった立場からみると、現行の地域医療計画の枠組みを変更することなく「屋上屋を重ねる」形での話の進め方には、思想的、論理的に理解しがたい面もあるのだが、それはそれとして「既得権を擁護したままでは前に進まない。病床の将来像は個々の地域で考えてもらう」との当局の危機感なり意気込みなりはひしひしと伝わってくる。

　話が相前後するが、そもそもなぜこういう「病床規制」なのだろうか。前述のように、厚労省は、高齢社会の進展などを理由にあげているが、要は、供給量をコントロールすることによって需要量をコントロールし、医療費の増嵩を少しでも抑制しようと考えているのである。これまでは医療というサービスの公共性ゆえ、医療の供給側、すなわち医療機関・

第 5 章 ■ 今日的課題

図表29 ■ 地域医療構想について

○ 「医療介護総合確保推進法」により、平成27年4月より、都道府県が「地域医療構想」を策定。平成28年度中に全都道府県で策定済み。

※ 「地域医療構想」は、二次医療圏単位での策定が原則。

○ 「地域医療構想」は、2025年に向け、病床の機能分化・連携を進めるために、医療機能ごとに2025年の医療需要と病床の必要量を推計し、定めるもの。

○ 都道府県が「地域医療構想」の策定を開始するに当たり、厚生労働省で推計方法を含む「ガイドライン」を作成。平成27年3月に発出。

(「地域医療構想」の内容)
1. 2025年の医療需要と病床の必要量
・高度急性期・急性期・回復期・慢性期の4機能ごとに医療需要と病床の必要量を推計
・在宅医療等の医療需要を推計
・都道府県内の構想区域(二次医療圏が基本)単位で推計

2. 目指すべき医療提供体制を実現するための施策
 例) 医療機能の分化・連携を進めるための施設設備、在宅医療等の充実、医療従事者の確保・養成等

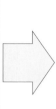

医療機関
(機能が見えにくい)

医療機能を自主的に選択

(A病棟) 高度急性期機能
(B病棟) 急性期機能
(C病棟) 回復期機能
(D病棟) 慢性期機能

病床機能報告

医療機能の現状と今後の方向を報告(毎年10月)

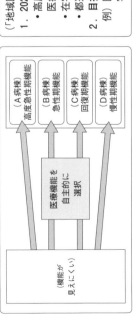

○ 機能分化・連携については、「地域医療構想調整会議」で議論・調整。

都道府県

医療機能の報告等を活用し、「地域医療構想」を策定し、更なる機能分化を推進

(厚生労働省)

医師、それに医療の需要側、すなわち患者さんに対しても、基本的には制限をかけるということはしてこなかった。つまり、需要側（患者）が受診したいと思えば、特別な制限なく受診が可能であり、受診に際して医療の供給側（医療機関）が提供した医療サービスにかかる、診療報酬上の請求にはそのまま応える仕組みであった。

しかし、これらの仕組みは、需要側、供給側者双方の性善説に立脚したものであり、現実にはしばしばモラルハザードが起こる。たとえば、需要側であれば、昼間に受診できる状況にありながら、夜間救急の外来を受診する。その際、他に通院の手段があっても、救急車を呼んでしまう。診療に疑問を持てば、あまり躊躇することなく他の医療機関を受診する、などである。

一方の供給側も、前述の通り、患者さんの診療にかかった総費用と比較すると患者さんの見かけ上の負担、すなわち一部負担金の額が小さいため、少しでも患者さんの健康のためになるのであればと、躊躇することなく、正しいと思う検査や治療を行うということがあるかもしれない。さらに、自分の病院の病床が空いていれば、何とかそれを埋めようという気にもなるだろう。これらは**供給者誘発需要**と言われる理論で、しばしば医療費を押し上げる原因の一つとされてきた。

この理論に基づき、これまでも財務省と厚労省とは様々な対策を考え、実行してきた。まずは「人」の供給のコントロールがある。具体的には医師数の伸びの抑制、つまり医学部の入学定員のコントロールがそれである。この対策は、"ライバル"が増えないことを意味するので、医師の集団からも一定の理解を得ていたと言える。実際、1981年度の琉球大学医学部以来、医師不足が指摘される中、2016年度に東北薬科大学（現東北医科薬科大学）医学部が新設されるまで35年もの空白期間があった。次いで2017年度には国際医療福祉大学にも医学部が新設された。近年、既存の医学部・医科大学においても地域枠を含め多少の増員が認められ

第 5 章 ■ 今日的課題

てはいるが、長期的に見れば医師数は厳重にコントロールされてきたと言える。そして、ハコ（医療機関）の規制が、前述の地域医療計画（旧医療計画）である。

いずれにしても、財政当局や厚労省にとっては、医療費適正化の一層の推進を進める上で、これまでの診療報酬の点数の調整のような「経済誘導」だけでは手ぬるいという判断になったのだろう。そこで、従来からあった供給者誘発需要理論の考え方をさらに進めて、ハコをこれまで以上にコントロールしようということになったのだろう。

さて、ハコ、つまり病床、病棟をコントロールしようとするのはわかるが、その実効性をどう担保するのか。通常なら、罰則を含めた何らかの強制力が準備されているものだが、ここでは、前述のように情報公開がその主体である。これまでも、医療機関の情報の一部は公開されてきたが、地域医療構想の枠組みの中で導入された病床機能報告制度によって、個々の病院の個々の病床の利用状況まで「見える化」された。

診療報酬による誘導であれば、医療機関側にとっては金銭的な損得が絡むので真剣に対応することになろうが、単なる情報公開がそれほどの効果を持つのか、と疑問に思われるかもしれない。しかし、前述のとおり、相手の病院からも自分の病院の内情が見える。また、これまで以上に「行司役」としての都道府県庁の役割も強化されることになった。

医療費の動向についても同様である。これまでも医療費の地域差は公表されていたが（**図表30**）、最近では、年齢調整（地域差指数）後の都道府県別の一人当たりの医療費の結果も公表されるに至っている（**図表31**）。直近の2015年度の状況でみると、最も高いのは福岡県で64.1万円（地域差指数：1.194）で、最も低いのは新潟県46.6万円（0.867）となっている。診療種別に見ると、入院は最も高いのが高知県33.9万円（1.420）、最も低いのが静岡県19.2万円（0.806）、入院外＋調剤は最も高いのが広島県31.0万円（1.141）、最も低いのが新潟県24.3万円（0.895）、歯科は

107

図表30 ■ 都道府県別にみた国民医療費・人口一人当たり国民医療費

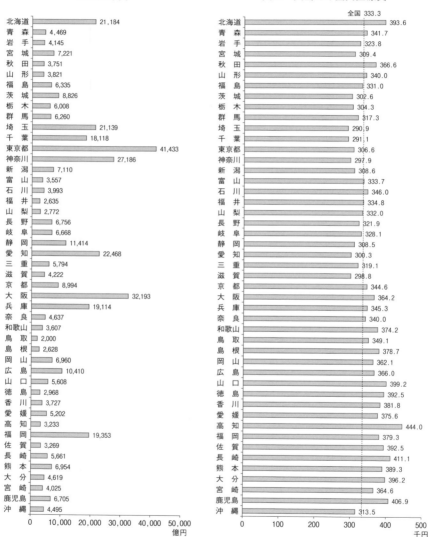

(厚生労働省「平成27年度 国民医療費の概況」)

図表31■ 平成27年度「医療費の地域差分析」結果

市町村国民健康保険＋後期高齢者医療制度の地域差〔1人当たり年齢調整後医療費及び地域差指数〕

計				入院				入院外＋調剤				歯科			
	万円	地域差指数	順位		万円	地域差指数	順位		万円	地域差指数	順位		万円	地域差指数	順位
全国計	53.7	1.000		全国計	23.8	1.000		全国計	27.1	1.000		全国計	2.7	1.000	
福岡県	64.1	1.194	1	高知県	33.9	1.420	1	広島県	31.0	1.141	1	大阪府	3.6	1.334	1
高知県	63.7	1.186	2	福岡県	32.3	1.355	2	香川県	29.7	1.095	2	広島県	3.2	1.177	2
佐賀県	62.7	1.168	3	鹿児島県	31.9	1.337	3	佐賀県	29.6	1.091	3	福岡県	3.2	1.157	3
静岡県	47.8	0.890	45	千葉県	19.9	0.835	45	富山県	24.9	0.919	45	福井県	2.1	0.771	45
千葉県	47.7	0.888	46	新潟県	19.7	0.827	46	沖縄県	24.7	0.910	46	沖縄県	2.1	0.754	46
新潟県	46.6	0.867	47	静岡県	19.2	0.806	47	新潟県	24.3	0.895	47	青森県	2.0	0.727	47

市町村国民健康保険の地域差〔1人当たり年齢調整後医療費及び地域差指数〕

計				入院				入院外＋調剤				歯科			
	万円	地域差指数	順位		万円	地域差指数	順位		万円	地域差指数	順位		万円	地域差指数	順位
全国計	34.3	1.000		全国計	13.1	1.000		全国計	18.8	1.000		全国計	2.5	1.000	
佐賀県	41.3	1.201	1	鹿児島県	18.6	1.426	1	香川県	21.2	1.124	1	大阪府	3.0	1.231	1
鹿児島県	40.2	1.172	2	長崎県	18.0	1.378	2	佐賀県	21.0	1.116	2	広島県	2.7	1.111	2
長崎県	39.9	1.162	3	大分県	17.9	1.373	3	広島県	20.7	1.100	3	福岡県	2.7	1.099	3
愛知県	31.4	0.915	45	埼玉県	11.0	0.846	45	新潟県	17.7	0.942	45	青森県	2.0	0.821	45
千葉県	31.3	0.912	46	茨城県	10.8	0.825	46	茨城県	17.7	0.941	46	福井県	2.0	0.807	46
茨城県	30.7	0.894	47	愛知県	10.6	0.809	47	富山県	17.7	0.939	47	沖縄県	2.0	0.802	47

（平成27年度 医療費の地域差分析（平成29年8月　厚生労働省保険局調査課）資料より）

最も高いのが大阪府3.6万円（1.334）、最も低いのが青森県2.0万円（0.727）となっている。

　これまで医療費が高いとされたのは、高知県、徳島県、鹿児島県、北海道などであったはずなのに、福岡県が全国1位となったのは、他の道県の医療費には高齢化の影響が大きかったということだろう。若い人口が比較的多い福岡県がそれらの道県の影に隠れていたが、年齢調整により実態が明らかになったということである。今後は、もう少し年齢区分を細かくしたり、入院医療、外来医療別にしたりで分析も進むだろう。いずれにしてもあらゆる方向で「見える化」が進む。医療機関にとって

みれば隠し通せない状況になってきたと言えよう。

　ここで補足的に、国立病院や自治体立病院の問題についても触れておく。病院には設立母体により期待される機能、役割があるはずだ。そういう意味では国立病院や自治体立病院には、何度かの転換点があった。一つは戦後すぐの旧軍病院の移管の時期、もう一つは国民皆保険の時期である。特に後者の時期は、高度経済成長とも相まって、財政力に余裕のある自治体が住民サービスの一環として競って病院を設立した。そして、そうした病院の役割は、教科書的には、民間病院その他ではなし得ないような高度の医療、採算性の低い医療を担うということとされた。具体的にはがん、循環器疾患などの高度医療と、救急医療、周産期医療などである。これらは「政策医療」と総称され、診療報酬の収入だけではその費用が賄えない場合に、一般会計から繰り入れて補填する際の根拠とされた。しかし、その後、民間病院も量的・質的に充実し、ある地域、ある領域ではそれらを凌ぐようなところさえ出てきた。

　そうなると自治体立病院の今日的存在意義は何だろうか。そもそもすべての自治体が病院や診療所を設置しなければならない義務はない。図書館や美術館、体育館も実は同様だが、現状ではその運営コストは莫大なものとなる。そうした中で、前述の一般会計繰入が年々厳しくなるとすると、診療報酬の範囲内で収益を確保していく努力や工夫が必要になる。しかし、残念ながら、管理・経営部門にそうした経験、能力のある職員が配置されているところは多くはないだろう。

　いずれにしても、本来、住民サービスの一環として、また政策医療を行う場として設置されたはずの自治体立病院だったはずだが、総務省も先頭に立ってその経営改善の指導に当たっており、重大な岐路に立たされていると言えよう。

　ところで、自治体立病院に勤務する医師にも着目してみよう。日赤、済生会等の公的病院においても同様だが、過去には何らかの形での「フ

リンジベネフィット」があったはずである。しかし今では綱紀粛正の名の下にほぼ一掃されてしまった。そうなると、勤務医は公定の給与だけがその「見返り」（評価）ということになる。

　確かに事務系職員や他の医療関係職種とは別建ての医師俸給表は存在し、若手の医師を念頭に初任給調整手当という上乗せ的評価もある。しかし、一部上場企業のそれと比べれば、決して高くはなく、責任の重さや不規則な勤務体系、さらには学術研究の重圧や多忙さも考え合わせれば、相当に低く抑えられたままなのである。

　こうした「絶対額」の問題の他に、終身雇用を前提としたホワイトカラーのキャリアパスを念頭に置いた年功序列の給与体系という問題も存在している。通常の企業等の職場であれば、社員は、年を経て経験を積み、人脈を形成し、一定の時間内での判断力や交渉力は増していく。そうした中で、長く勤めれば、若い時代の努力が金銭的な見返りとして評価される。逆に中途で退職すれば、この見返りを放棄することになる。終身雇用を前提としていれば、こういう仕組みによって、職場に対する忠誠心も醸成される。

　しかし医師のような技術職は、卒業直後はともかく、若い時の方が体力があり無理もきき、目も耳も健全である。つまり、通常の社員のように年齢を経れば経るほど、加速度的に知識や能力が増し、人脈も形成されて成長していくとも言えない。外科系などは特にそうであろう。また、自分の実力や年齢に応じて、種々の医療機関を渡り歩くのが通例で、仮に忠誠心があるとすれば、現在の職場に対してではなく、元々の自分の医局や教授に対するものであろう。

　ところが、病院の経営・管理者の側は、時代の変化に気づくのが遅れ、あるいは気づいていてもどう対応すべきかわからないまま時間だけが経過した。こうして、年功序列の給与体系が維持され、その結果は、一部の診療科や一部の地域での医師不足となって顕在化している。繰り返す

が、国公立・公的病院の医師の給与は、診療科ごとの繁閑や能力、努力の差異、確保の困難性、さらには他職種などとの均衡に留意した「見返り」とはなっていないままなのである。

8 生き残り策とは

　そういう時代の中で医療機関は今後どうしたらいいだろうか。財務省や厚労省も、患者さんや医療機関を苦しめようと考えて、このような政策を推し進めているわけではないだろう。

　まず言えることは、これまでの「無駄の排除」、たとえば病院内の不要な照明のカットやきめ細かな冷暖房のコントロール、その他の業務の「効率化」程度では限界があるということだろう。前述の地域医療構想の進捗状況等を踏まえれば、状況によっては病床転換、場合によっては一部病床の削減も考えなければならないだろう。わが国の雇用慣行を踏まえれば、仮に病床削減を決断し、その結果として過剰なスタッフを抱えることになったとしても、直ちにレイオフや解雇などの過激な対応を取ることはできないだろう。退職者の不補充など、長い時間をかけて人員の整理を行うほかないだろう。

　職種の中では、医師は、雇用の流動性が高いので、再就職の機会はまたいくらでもあるかもしれない。元々、医師は、医局による人事で広域に異動させられることにそれほどの抵抗感はなく、医局による人事を離れても、能力や技術に応じて転職先を求めることは比較的容易だろう。一方、その他のコメディカルはそうもいかないだろう。家族単位を基本に地域・住居とのつながりが強く、その能力や技術に応じた転職も医師ほどには容易ではないだろう。事務系職員においてはなおのことだ。

　いずれにしても、今講じられている種々の施策は、これまで受けられ

ていた医療サービスに一定の制限がかかったり、自由な療養環境の提供に歯止めがかかったりということである。医療関係者にとっては、簡単には納得できない事態かもしれないが、長期的、大局的な視点で見ていただきたい。高齢社会は一層進展するだろうし、経済成長の鈍化も続くだろう。そうした社会の情勢を踏まえれば、持続可能な医療制度へ向けて、何らかの変革は不可避であり受け入れざるを得ない面もあるということではないだろうか。

　さて、前置きが長くなったが、このような状況の中で根本的な対応策はあるのだろうか。結論から言えば、大学病院や地域中核病院と言われる病院の場合は、まず広域から患者さんを集めることだろう。それも医療看護必要度の高い患者さん、言い換えれば、診療報酬上の単価の高い患者さんを集めるしかないだろう。二次医療圏単位の周辺病院のみならず、県レベルで、さらには県境を越えて患者を獲得するということだ。

　量的な話だけではなく、質も重要になるだろう。一般のビジネスの世界では、しばしば「選択と集中」という言葉が出てくる。しかし、医療というサービスの中にこの概念をストレートに持ち込むことはできない。医師法上の応召の義務との関係もある。大学病院や地域中核病院レベルともなると、教育機関としての使命もある。へき地に立地している場合、たとえば「循環器病に特化する」ことは地域住民の幅広い医療ニーズに応えられないことになり、地域医療の危機にも繋がりかねない。

　それでも都市部にある病院であれば、特化することはできるだろうし、そうでなければ生き残っていけない。最近、雑誌や書籍で紹介されているように、自院の社会的使命はわきまえつつ、たとえばDPCデータを用いて、自院の強み・弱みを分析する必要があろう。その上で「肺がんの胸腔鏡下手術を、呼吸器外科の診療の主軸にする」など、競争力のある領域を確立することが重要だ。その際、薬剤費や材料費を除いたいわゆ

る粗利額も出せるはずなので、それを基に一定の利益も計算できるだろう。さらに個別の診療行為については関係する診療科の医師等にその結果を見てもらい、単なる利益額だけでなく、金銭には換算しがたい術前術後の管理の容易さ、人手のかかり具合等を子細に検討してもらうとよい。いずれにしても、利益無き繁忙に陥らないよう、収益性の高い分野に注力していくことが重要だろう。

　二つ目はサービス水準の向上、それも医療本体「以外」のサービス水準である。医療関係者は、自分自身が比較的健康で、しかも日々忙しく立ち働いているので、患者さんが置かれている状態をあまり理解していないようだ。「こんなに忙しい自分たち（スタッフ）が、極めて低廉な価格で高度な医療を提供しているのだから、こういうサービスになるのはある程度仕方のないことだ」と考えているかもしれない。患者さんや国民は「３時間待っての３分間診療」と言うが、医師や看護師の立場に立てば、ときに食事の時間も睡眠時間も削って診療に努めているので、そういう気持ちにもなるかもしれない。

　そうした理由や背景はあるにしても、病院で提供されているサービスの水準は、他のサービスの世界のそれと比べて相当に低い。筆者も都心や地方でそれなりの数の病院を見学・観察したが、大同小異である。

　高齢の患者さんが外来の総合受付で、行列を作って順番待ちをしている姿をしばしば見かける。各診療科に振り分けられた後も、着席しているとはいえ、長い待ち時間だ。病院も医療関係者も、さすがに患者が受診券を投入してから実際の診療が開始されるまでの待ち時間は気にしてくれているようだが、実は診療が終わっても、苦行は続いているのだ。診療費の額の確定、処方箋の発行、そして支払い。果てしなく待たされる。さらにその先に院外の調剤薬局での待ち時間もある。他のサービスの世界で、サービスの提供が終了した後、その建物を出るまでにこれほど長く待たされるケースはそうはないだろう。

第 5 章 ■ 今日的課題

　いずれにしても、「普通の」サービスのレベルに一歩でも二歩でも近づく努力をしなければならない。待ち時間はどこでどういう状況で発生しているか、それは避けられないものかそうでないのか。避けられないとしたら、「待った気にさせない」工夫ができないかなどを丁寧に検証しなければならない。病院に対する最大の不満は、今も昔も「待ち時間」であるということを再認識してほしい。

　ここでは、短期的な、つまり診療の日に限定して例示したが、中長期的な待ち時間の問題もある。たとえば初診の日、検査の日、入院の日などの決定までの待ち時間である。後者の話はここでは省略するが、いずれにしてもこれらのことが少しでも解決できれば、他の医療機関に対して相当のアドバンテージになることは間違いない。

9 わが国の医療の持続可能性

　さて、この章で既に述べたように米国と比較して相当の成績、結果を残しているわが国の医療であるが、引き続きこのレベルを維持することはできるだろうか。

　この点に関して、まず健康保険財政を含む社会保障政策の持続可能性についての財務省の見解・主張を見てみよう。国の経済財政再生計画（2016〜20年度）においては、2020年度の基礎的財政収支（PB）黒字化を目標とし、経済再生、具体的には2％台半ばの実質成長率を想定している。その実現とそれによる税収の増を前提にして、2020年度時点で国・地方ベースで9.4兆円と推計される赤字の解消を図ることとし、それまでの5年度にわたる国の予算全体の伸びの抑制方針を定めていた。実際には、前述のとおり、2018年6月5日の経済財政諮問会議において、これまでの目標より5年遅い2025度に黒字化すると明記されてしまった。

115

また、経済・財政再生計画における社会保障に関する枠組みの考え方・背景に関して、3つのポイントを挙げている。それらを一部引用しつつ解説する。

1）社会保障関係費は一般歳出の5割以上を占め、大幅に増加している政策経費であり、財政健全化には社会保障関係費の抑制は不可避である。わが国の財政は1990年度以降、大幅に悪化し、現在、国の予算約97兆円は約4割が公債頼りである。今般の経済・財政再生計画では、社会保障関係費以外の防衛、公共事業、文部・科学技術等の歳出については、引き続き、伸びを前提とせず、過去3年度間の伸び1,000億円程度の範囲内を目安とすることとされている。すなわち社会保障以外の経費においても、さまざまな技術進歩や人件費高騰等の歳出要因がある中で、種々の合理化を図って伸びを抑制するのである。

　　したがって、社会保障関係費についても、高齢化という人口構造に起因する要素はやむを得ないとして、それ以外のいわゆる「高度化等」とされる伸びについては、さまざまな効率化・合理化を図って圧縮を図る必要がある。なお、仮に「目安」まで抑制できたとしても、社会保障関係費は社会保障・税一体改革による充実分と合わせて年間で3兆円後半〜4兆円程度、年平均2％以上の伸びとなる。

2）社会保障関係費の伸びの抑制は、財政のためではなく、社会保険制度そのものの持続性確保のために必要な改革であるとしている。現在、年金・医療・介護等の社会保障給付費約118兆円は、保険料：公費負担（国及び地方）＝6：4で賄われている。税負担で賄われるべき公費負担部分については、約4割を公債に頼っており、実際は給付と負担のバランスを大きく欠いた状態にある。今後、団塊の世代が20年代前半に後期高齢者になることに伴い、後期高齢者医療や介護など公費負担の比重の高い公的保険制度の給付費が大きく増加

第5章 ■今日的課題

図表32 ■ 社会保障支出と国民負担率　国際比較

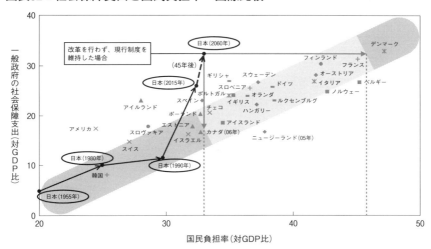

（出典）国民負担率：OECD"National Accounts"、"Revenue Statistics"、内閣府「国民経済計算」等。
　　　　社会保障支出：OECD"National Accounts"）、日本の1955年、1980年及び1990年は国立社会保障・人口問題研究所「社会保障統計」。
（注1）数値は、一般政府（中央政府、地方政府、社会保障基金を合わせたもの）ベース。
（注2）日本を除く各国は2011年実績、ニュージーランドは2005年、カナダは2006年の実績。
（注3）日本の2015年及び2060年度は、財政制度等審議会「我が国の財政に関する長期推計（改訂版）」（平成27年10月9日 起草検討委員提出資料）に基づく推計値。
（財務省資料より）

し、このままでは給付と負担のアンバランスはさらに悪化することが見込まれる。経済・財政再生計画は、この公費負担に穴が開いている部分に着目して社会保障制度改革を実行するものであり、これは国民皆保険制度の持続性を確保し、次世代に引き継いでいくことと表裏一体であるとしている。

さて、図表32で給付と負担バランスの各国比較を見ると「高福祉・高負担」とされる北欧諸国やフランスを含め、先進国の多くは45°線の帯の上にあってバランスがとれている。これに対して、わが国は戦後、高度成長の実現とともに福祉を拡充してきたが、1990年代以降、給付水準のみが上昇する形で大きくバランスが崩れている。

この給付と負担のバランスを回復するためには、①経済成長、②給付の伸びの抑制、③財源確保（現時点では消費税等の増税）の3つを組み合わせていくしか現実的な解決策はない。現時点では実施が延期されている消費税率の10％引き上げとともに社会保障・税一体改革を行うことになるが、仮に10％が実行できたとしても、バランスを回復するまでには程遠い。現行の経済・財政再生計画は、いわば①、②を中心とした計画であり、社会保障給付費の伸びの抑制方針は、「最低条件」ともされている。なぜなら、前述の年平均で5,000億円の増程度というのは、3％程度の名目経済成長率というかなり無理をした前提を置き、同時に税率10％引き上げ後を想定したものであって、その場合の消費税収の伸び、すなわち5,000億円と同程度とするべく考えたものである。つまり、現状では社会保障4経費と社会保障財源である消費税収の間にスキマがあり、給付と負担のバランスを欠く状態にあるが、これ以上拡大・悪化させまいとするものである。

3）財務省は、現行の経済・財政再生計画は削減額ありきではないとしている。前述のように、あくまでも給付と負担の伸びのバランス確保、社会保障制度の持続可能性確保が目的であり、いわば結果としての社会保障関係費の伸びに着目している。それを実現するための手段としては、これまでの改革の成果、効率化、予防等、制度改革の4点が規定されている。

　このうちの「予防等」は、予防への取り組み、医療提供体制の改革、ジェネリック医薬品の推進などである。実際に発現した効果は、複数年度にわたり、予算編成過程において実績を「自然増」に反映する形で取り込まれることとなり、制度改革はその動向を見ながら調整することとなる。その意味で、できる限り患者・医療機関・保険者・自治体など関係者間の尽力によって、医療の質や患者のQOL

118

第5章 ■ 今日的課題

の維持向上を図りながら医療費の適正化が図られ、国民皆保険を持続可能なものにしていくことができれば理想的である。財務省はさらに、医薬品の使用や病床体制などにおいて非効率な面が改善されなければ、より厳しい制度改革・診療報酬改定を通じた「削減」を行うことになろうと主張している。

10 わが国の医療は本当に効率的なのか

第3章でも述べたが、民主党政権発足の2009年前後に、医療費の目標とその達成に向けて一つの政策目標が示された。端的に言うと、「わが国の医療費はGDP比で見て少ない、したがってそれを先進国並みに伸ばすべき」というものである。またその方法として、公共事業費を含む税金の無駄遣いや特別会計の見直しで捻出するというものであった。

こうした考え方は、元々一部の医師の間にもあったのが、意外にマスコミや政治家にも受け入れられ、当時の政権与党であった民主党他による三党連立政権合意書の中にも組み込まれた。具体的には、

- 「社会保障費の自然増を年2,200億円抑制する」との「経済財政運営の基本方針」(骨太方針)は廃止
- 医療費(GDP比)の先進国(OECD)並の確保を目指す

というものであった。

さて、それから7年が経過した2016年にOECDデータが公表されたのだが、その結果はある意味衝撃的だった。前述のとおり、わが国の医療費のGDPに占める割合は小さく、しかも平均余命等のデータは良好であるため、長きにわたって"わが国の医療は、結果、効率とともに最高の水準にある"と考えられてきた。

ところが、このデータにおいて、GDPに占める医療費比率で、わが国

119

図表33 ■ 民主党政権発足頃の総保健医療支出の対GDP比の推移

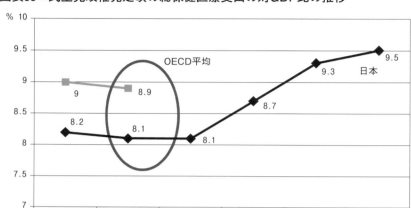

は米国、スイスに次いで3位に躍り出たのである（**図表35**）。噛み砕いて言えば、経済の規模に比べて医療費をたくさん消費している国ということになったのである。その理由は大きく二つある。一つ目は、この比率の分母となるわが国のGDPが低下したこと。二つ目は、分子のうち、これまで介護保険で賄われているため、医療費としては報告されてこなかった長期療養に係る費用の一部が、医療費に含めて計算されることになったのである。

　これらのことは、我々に、疑問とともにいくつかのことを教えてくれる。
1）景気は時々刻々変動するものなのに、医療のあるべき目標を、GDP比で設定する（した）ことが正しかったのかどうか。
2）民主党政権時の目標公表から数年を経て、当初の目標値をクリアしたのだが、それで患者さんや医療関係者は満足したのかどうか。

第5章 今日的課題

図表34 ■ わが国のGDPと対GDP保健医療支出

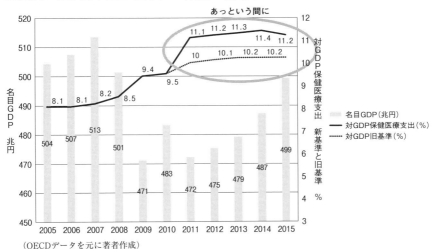

(OECDデータを元に著者作成)

図表35 ■ 対GDP保健医療支出（2015）

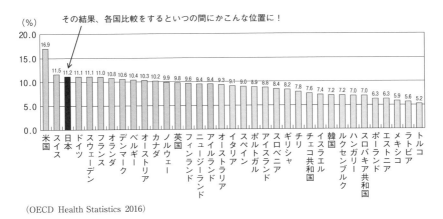

(OECD Health Statistics 2016)

ところで、この報告のあと、素早いレスポンスがあった。日本総合研究所の西沢和彦主席研究員（当時）による主張（日本経済新聞　2016年

８月22日）である。西沢氏は「精緻でない統計を根拠に日本の医療費の効率の良さを主張してきたのは問題だ」とし、「日本の医療現場での過剰な診療や投薬をうかがわせるデータがある」とも言っている。

さらに続きがある。財政制度等審議会・財政制度分科会（2016年10月４日）の資料において、わが国の一人当たり年間外来受診回数（医科）は、韓国に次いで世界最高レベルにある。しかもその中身をみると5,000円未満の低額の受診が40％を占めるとのデータを提示している。財務省の意図を想像するに、一定額までは自己負担とする、いわゆる「免責制度」の将来の導入を睨んでの布石であろうか。

これらの資料を元に、財務省の主張や考えを、あらためて整理してみよう。まず、OECD各国と比較して、わが国の医療費はGDP比で、「比較的低廉で、しかも平均寿命が高く、乳児死亡率は低く、極めて効率的に医療が提供されてきたが、今回の基準で計算すると、実に世界３位だった」ということ。次に、「そもそも外来の受診者数で見ると、年間の外来受診者数が、世界で２番目。GDPが下がり、分子に介護費用のうちの医療費相当分が盛り込まれたためにGDP比が上がったのかもしれないが、それだけじゃなくて、図表36のように、わが国は韓国に次いで世界で２番目の外来受診者数だったのだ」と。つまり、患者も医療機関もモラルハザード的に行動しているのではないかとの主張のようだ。一方で、「医師は多忙だ」と言うが、軽症の患者を多数診療していれば忙しいのは当たり前だとも思っているだろう。

繰り返すが、診療報酬との関係で言えば、財務省はこうしたデータを示すことによって、過去に浮かんでは消えた、いわゆる「免責制度」の導入への布石を打っているのではないかと思われる。補足しておこう。たとえば、5,000円（などあらかじめ設定した一定の金額）までは全額自己負担としておいて、それを超えた分についてのみ、従来通り健康保険制度の中で７割給付しようという考えである。

第 5 章 ■ 今日的課題

図表36 ■ 外来受診に関するデータ

◆一人あたり年間外来受診回数(医科)の国際比較(2013年)

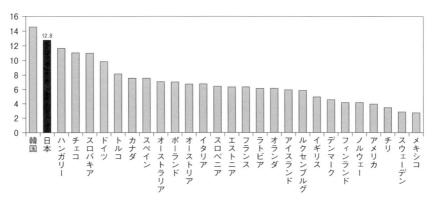

(注)イギリスは2009年、アメリカは2010年のデータ　(出所) OECD Health Data 2015, OECD Stat Extracts

◆外来医療費の１件当たり診療報酬点数の分布

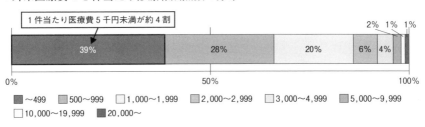

(出所) 平成26年医療給付実態調査を基に作成
(財務省　財政制度分科会(平成28年10月４日開催)資料より)

　いずれにしても、医療関係者の側からも、財務省の指摘する低額の頻回受診が、実際にはどういう状況なのか、たとえば年齢層や疾病別でどうかということを明らかにする必要があろう。一方で、こうした低額の頻回受診が、結果的には「早期発見・早期治療」となり、重症化予防や死亡率の低下に役立っている可能性もあり、このことについても立証・

反証していく必要があるだろう。

11 2018（平成30）年度診療報酬改定の焦点

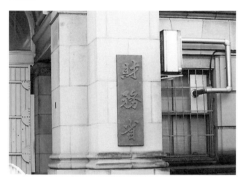

　2018年度の診療報酬改定の大枠は、2017年12月21日朝の閣議において、社会保障費にかかる国庫負担分を含む2018年度政府予算原案により確定した。もちろん、12月18日には厚労大臣による大臣折衝が行われたので、その時点で2018年度診療報酬改定の財源に係る攻防は終了していたわけである。

　筆者の印象を一言で言えば、「今回の改定は異例ずくめ」だったということになる。あらかじめ財政制度等審議会と財務省とが2018年度改定に向けて入念に資料を準備し、これまで以上に踏み込んだ提言を行うというものであった。もちろん、厚労省保険局医療課も、そうした提言を踏まえつつ、独自の資料で応えた。

　10月の財政制度等審議会の資料で言えば（正式のものは平成29年11月29日付「平成30年度予算の編成等に関する建議」（図表37）として公表）、量的には例年のおよそ倍。内容も相当に踏み込んだものだった。特に調剤報酬や薬価について、図や表、それにエピソードも交えながら徹底的な分析と指摘がなされ、この問題にかける並々ならぬ意気込みがうかがわれるものだった。

　一方の厚労省保険局医療課の資料は、単なる適正化、つまり医療費の削減ということではなく、財務省等から提起されている問題や指摘に対

図表37 ■ 平成30年度予算の編成等に関する建議

> 平成 30 年度予算の編成等に関する建議
>
> 平成29年11月29日
>
> 財務大臣 麻生 太郎 殿
>
> 財政制度等審議会会長
> 榊原 定征
>
> 　財政制度等審議会・財政制度分科会は、平成30年度予算の編成及び今後の財政運営に関する基本的考え方をここに建議として取りまとめた。
> 　政府においては、本建議の趣旨に沿い、今後の財政運営に当たるよう強く要請する。

（平成29年11月29日　財政制度等審議会）

　して、根拠となるデータを示しながら、さらに科学的に考察を加えるという丁寧なものであった。

　そのポイントの一つは、医療機関のさらなる機能分化の推進という流れの中で、懸案であった急性期病棟の適正化であった。現行の一般病棟入院基本料の「7対1」と「10対1」との間には、断崖とも思えるほどの差があったのだが、そこに10対1を基本とし、現行の7対1相当まで、階段状の「刻み」を入れたのである。これによって、個々の病院が、看護師の充足状況、入院患者の重症度や医療・看護必要度を考慮して、自

図表38 ■ 医療費の伸びと経済動向

○国民医療費は過去10年で平均2.5%/年のペースで増加。このうち、高齢化等の要因による増加は1.2%/年であり、残りの半分程度は、人口や高齢化以外の要因によるもの。
○こうした医療費の伸びは、これを賄う雇用者報酬等の伸びを大きく上回り、保険料率引き上げの要因になってきた。
○医療費の伸びを「高齢化等」の範囲内とするためには、診療報酬改定1回あたり2%半ば以上のマイナス改定が必要となる。また、近年の雇用者報酬の伸びを踏まえても、保険料率の更なる引上げにつながらないようにし、制度の持続可能性を確保するためにも、少なくともこの程度のマイナス改定とすることが求められる。

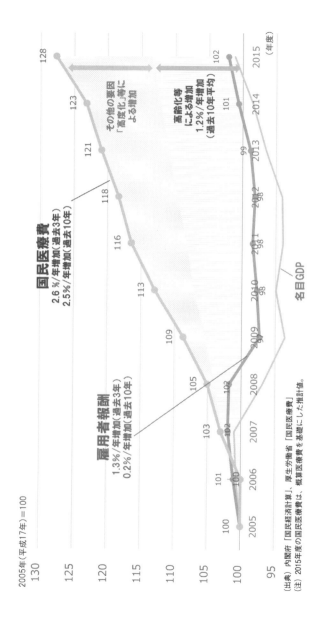

(出典) 内閣府「国民経済計算」、厚生労働省「国民医療費」
(注) 2015年度の国民医療費は、概算医療費を基礎にした推計値。

(財務省「平成30年度予算の編成等に関する建議」(平成29年11月29日 財政制度等審議会) 参考資料より)

第5章 ■ 今日的課題

図表39 ■ 急性期病床の適正化（7：1入院基本料）

【論点】
○高齢化や人口減少に伴い、今後、急性期や高度急性期のニーズは減少していくことが想定されている。
○他方、診療報酬上、急性期を念頭に入院数の高い報酬設定がなされている「7：1入院基本料」を算定する病床が、導入（平成18年度）以降、急増し、最多となっている。これまでの要件見直しにもかかわらず、緩やかな減少にとどまっており、今後転換するとの意向も医療機関からはほとんど示されていない。
（注）26改定においては、要件見直しにより「9万床」の7：1病床を転換するものとされていた。

◆一般病棟入院基本料の概要

看護配置	入院基本料	その他の要件
7：1	1,591点	・平均在院日数（18日以内） ・重症度、医療・看護必要度 基準を満たす患者が 25％以上 ・在宅復帰率（8割以上）
10：1	1,332点	・平均在院日数（21日以内）
13：1	1,121点	・平均在院日数（24日以内）
15：1	960点	・平均在院日数（60日以内）

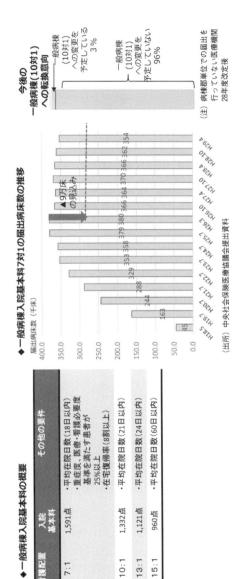

◆一般病棟入院基本料7対1の届出病床数の推移

（出所）中央社会保険医療協議会提出資料

【改革の方向性】（案）
○地域医療構想において、将来の少子高齢化を踏まえて急性期から回復期への転換が求められていることも踏まえ、7：1入院基本料からの回復期への転換方針を示した上で、今後2025年に向けてどの程度病床数を適正化していくか見通しを示したうえで、医療・看護必要度など算定要件の一層の厳格化を行うべき。
○入院基本料ごとに具体的にどのような医療を提供しているか検証したうえで、提供している医療の機能（高度急性期、急性期、回復期等）により評価される仕組みを目指していくべき。

（財務省「平成30年度予算の編成等に関する建議」（平成29年11月29日 財政制度等審議会）参考資料より）

127

院の実情に合ったきめ細かな入院基本料を選択できるようになった。

さらに、こうした考え方を急性期のみならず、地域包括ケア病棟、回復期リハビリテーション病棟などにも拡げ、一貫した思想で整理されることとなった。

財務省は、財政制度等審議会などを通じて、7対1病棟の転換が進まないことを指摘していたが、厚労省・中医協からの回答は、それに真正面から応えたものであった（**図表40**）。

さて、前述の通り、診療報酬の改定率と医科、歯科、調剤等への配分割合の決定が、例年に比べ早かったということも注目に値する。12月18日の大臣折衝後の状況を伝えた日経電子版によれば、厚労族の頭越しに、安倍首相と麻生財務相、横倉日医会長の3者が相談をし、12日から13日の間には決定したという。巷間言われている官邸一強とその周辺勢力の力を見せつけたと言えよう。

改定率については、財政制度等審議会の資料の段階では、慣例となっている医科、歯科、調剤の比（1：1.1：0.3）についても切り込むのではとの観測もあったが、結果は従来通りであった。こうして診療報酬本体は0.55％の引き上げ、このうち医科は0.63％、歯科0.69％、調剤0.19％のプラス改定となり、技術料については一応はプラス改定、薬価は1.65％の引き下げで決着した。

とはいえ、この改定率の公表ペーパーに記された最後の"なお書き"には驚かされた。「いわゆる大型門前薬局に対する評価の適正化の措置を講ずる」とあったのだ。特定の事項を取り上げ、その配分のあり方まで、書き込まれることは極めて希なことだからである。財務省をはじめとする関係者の強い意思が感じられる。これが、今回の診療報酬改定のポイントの2つ目である。そして、実際、2018年2月7日の中医協の答申内容において、門前薬局をターゲットにした点数の引き下げがなされ

第 5 章 今日的課題

図表40 新たな入院医療の評価体系と主な機能（イメージ）

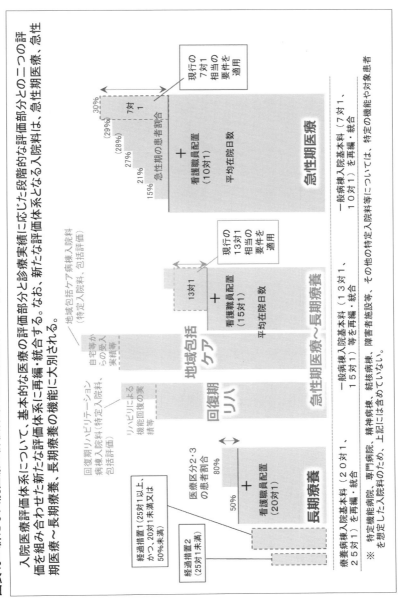

(中医協（平成30年2月7日）資料より)

た。

　少しだけ、この調剤報酬の適正化について触れておこう。医科であれ、歯科であれ、調剤であれ、関係者にとっては、通常は点数が高い方が"いい"に決まっている。しかし、調剤基本料の場合はどうだろうか。調剤基本料１（41点）の点数は維持されたが、門前薬局チェーンを想定した調剤基本料３（20点）においては、集中率等の要件の強化がされたし、敷地内薬局を想定した特別調剤基本料（10点）も新設された。さらには、基準調剤加算の廃止に伴い地域支援体制加算が新設されたが、調剤基本料１に該当しない門前薬局が算定するためには、実績として８項目の厳しい基準が求められることとなった。

地域医療に貢献する体制を有することを示す相当の実績の基準
　１年に常勤薬剤師１人当たり、以下の全ての実績を有すること。
　①夜間・休日等の対応実績（400回）
　②重複投薬・相互作用等防止加算等の実績（40回）
　③服用薬剤調整支援料の実績（１回）
　④単一建物診療患者が１人の場合の在宅薬剤管理の実績（12回）
　⑤服薬情報等提供料の実績（60回）
　⑥麻薬指導官加算の実績（10回）
　⑦かかりつけ薬剤師指導料の実績（40回）
　⑧外来服薬支援料の実績（12回）

　これで、単純に門前チェーン薬局等は落胆し、それ以外のいわゆる個店は安堵したと言えるだろうか。反論・批判を恐れずに言えば、筆者は「どちらも落胆」になるのではないかと考える。調剤基本料１の高い評価が維持された薬局に、これまでどおり患者が集まるのかどうか疑問だからである。むしろ今回の改定で著しく低い評価をされた門前薬局あるいは敷地内薬局の方が、多少とも挽回の余地があるように思える。多くの

患者にとっては、調剤基本料1〜3（イとロ）の4段階と特別調剤基本料を加えた5段階、それに旧来の院内調剤の場合を加えた計6段階の調剤基本料の間で、サービスにどれほどの差異があるのか理解できない。さらに、表面上は調剤基本料が低いほど患者にとっては利便性が高く感じられるという、「不思議な世界」になってしまったからである。 先ほどの地域支援体制加算についても、高い評価をされた保険薬局は、患者にとってますます「支払額が高いだけ」の保険薬局として映ることになる。

となれば、患者がどちらのタイプの薬局を選択するかは想像がつく。最近、日本経済新聞土曜日版（2018年4月21日）に「学んでお得『薬局、タイプによって価格差』」という記事が載った。「病院の敷地内やその周辺にある薬局に持ち込まれる処方箋が多く、薬局が集中しがち。4月からはそうした薬局への報酬が減る形になった。……街なかの薬局より、門前や門内の薬局で購入したほうが安くなる」「薬局のタイプだけでなく、利用者の行動や判断によっても窓口での負担額は変わる。……お薬手帳を持ち歩き、同じ薬局（門前などを除く）を6ヵ月以内に再び利用した場合は負担が減る」「医療制度に詳しいニッセイ基礎研究所の篠原拓也主任研究員は……『長い目でみて相談相手となる薬剤師を探すことは大切』と強調する。サービスや価格を見極めつつ自分に合った薬局・薬剤師を選択できれば、健康管理に役立ちそうだ」とある。こういう記事が出るようになったこともあり、今や一般の患者や国民にも、薬局によって支払額が異なっているということが知られるようになってきたのである。

俯瞰的に見ると、診療報酬上低い評価を受けることとなった"グループ"が努力してくれれば、患者にとっては自己負担が少なくなるし、財務省や厚労省にとっても、結果として調剤報酬総額の圧縮につながるのではとの期待もあるだろう。

繰り返しになるが、財務省や政府関係者が長い時間をかけ、使い道まで含めて綿密に計画した消費税増税が予定通りに実施できなかった以上、今後も徹底的な節約を求めてくるだろう。つまり、増加し続ける医療費や介護費の「効率化」「適正化」を強力に推し進めてくるだろう。となれば、今回の「介入」に手ごたえを感じて、次回以降は、調剤のみならず医科等にも介入があるのではないかと想像できる。もちろん、調剤から生み出された財源は、高齢者の医療費、医療技術の高度化といった「医科」の増加分に一定程度は配分される可能性もある。いずれにしても、医療関係者としては、引き続き財政制度等審議会の答申や報告書等を丁寧に読み込んで、その方向性や時期を推測することが重要になる。報告書等の中から必要なものを取捨選択する能力と感性は不可欠であるが、熟読吟味すれば、次回以降の診療報酬改定についてその方向性を見定め、対応できる体制を整えることもできるであろう。

12 地域包括ケアシステムと予防・健診の行方

ところで、最近のキーワードでもある**地域包括ケアシステム**と在宅療養はどうなるだろうか。厚労省は、以前から、在宅中心主義・在宅至上主義とも言えるほどに在宅での療養、そして在宅での看取りへと旗を振ってきた。しかし、今後もそれでいいのかどうか、筆者は次のような点で疑問である。

まず、在宅における療養の限界である。これまでは、在宅療養と言っても、そこで想定されているのはせいぜい80歳くらいまでの高齢者だったかもしれない。しかし、現実には超高齢者が増加している。超高齢とまでいかなくとも、一人で多くの疾患を抱え、家庭内での移動も困難になり、排泄に介助が必要になり、さらには加齢の過程で認知力、判断力

の低下した人が出てくる。在宅で誰がこういう人の介助をするのだろうか。家族で大丈夫だろうか。それである程度できたとして、休日夜間はどうだろうか。家族以外で在宅療養を支えるのは、結局、医師や看護師、それに介護士になろうが、経済学的な観点から言えば、時給が高く、しかも時間に追われて診療をこなしている人が、時給が相対的に低く、しかも時間もあるような人の元を次々と訪問していくという仕組みが果たして合理的と言えるだろうか。

　そもそも、本当に在宅療養の費用は安いのかという根源的な問題もある。厚労省等の行政の担当者は、高齢者の在宅療養のために、その看護・介護にあたるお嫁さんがパートを休む、外来受診のために息子さんが半休を取って付き添う等の間接的な出費については、ほとんど考慮していないように見える。個々人にとってみれば、保険料も一部自己負担も、そして通院のためのタクシー代も、本来の仕事をそっちのけにしての介助等にかかる時間も、その全てが費用のはずである。こうしてみると、結局はせいぜい80歳くらいまでの方を念頭に、財政収支・健康保険財政の改善だけを念頭に置いたアイデアにしか見えない。

　一方、近年は特定健診やデータヘルスなどの言葉が先行して、予防を推進する動きが「再」加速している。しかし、最新の研究によれば、こうした予防の効果は、健康そのものの改善という点でも、また医療経済の点でも、かなり限定的である可能性が高い。たとえば2016年にBMJ（British Medical Journal）に掲載された調査*では、個々のがんで見ると死亡率は減っているが、全死因による死亡率に差がないとある。これまで予防を推進してきた方にとってみればショッキングな結果かもしれない。何故なら、サンプル数は十分にあり、調査デザインもしっかりし

---

* https://doi.org/10.1136/bmj.h6080

ていて、簡単には反論できそうにないからだ。

　解説を加えると、がん健診をして早期発見できたように見えても、実は早期に発見しようがしまいが、その人の生命の延長に影響を与えないものを発見する可能性がある。別の言い方をすると、早期に発見して手術し、一定の期間後の生存率が良好で、一見効果があったように思えても、実は放置したとしてもそのがんが患者と共存し、生命の延長には特段の影響を与えない可能性がある。仮に観察期間中に死亡するとしても、その死因は、たとえば脳血管疾患や肺炎等の他疾患であり、実は死因にはならないがんを早期発見しただけということも考えられる。逆に、現在の医療水準では到底救命しえないような悪性のものを早期発見することもある。手術、化学療法などいずれもが奏功せず、死に至るケースである。この場合、治療による効果が全くなくても、早期発見した分（時間）だけ、生命が延長したように見えるのである。

　がん健診以外のいわゆる一般健診と呼ばれるものについても、効果があるとの報告は少ない。国際NGOであるコクラン共同計画がメタ解析による検証を行い、その結果が2012年にやはり同じBMJに掲載されている[1]。それによれば、元々の症状がない人々を対象とした健康診断には、罹患率、入院、障害、心配ごと、追加の医師受診、欠勤に関して、有益な効果は見出されなかったとある。さらに、がんや循環器疾患による死亡率を減らす効果もないとされた。こうした結果も踏まえて、2015年に、「イギリスの国営医療サービス事業による健診は無駄（NHS health checks are a waste of resources）」と報告されている[2]。

　さらに強烈だったのは、デンマークで実施されたInter99の結果である。単に健診を行っただけでなく、不健康な生活習慣のある人々には、５年間にわたって禁煙やダイエットや運動についてのアドバイスを行

[1] https://doi.org/10.1136/bmj.e7191
[2] https://doi.org/10.1136/bmj.h1006

い、必要に応じて、医療機関への紹介も行われた。しかし、10年後、虚血性心疾患や脳卒中の発生率、総死亡率のいずれにおいても、介入群と対照群の間で有意差はなかったとしている。BMJのウェブサイト＊で読むことができる。

　こうした衝撃的とも言える報告が出始めている以上、健診をはじめとする早期発見・早期治療の医学的、社会的意義について、わが国においても再検証する必要があろう。

　さらに悩ましいのは、例え意義ある健診ができたとしても、長期的に見た場合、本当に医療費が削減できるのかという問題である。康永秀生東京大学教授による日本経済新聞の連載シリーズ「予防医療で医療費を減らせるか」（2017年１月）の、特に４回目「費用かかる時期を先送り」（１月９日付朝刊）が参考になる。公衆衛生、疫学を学んだ者にとってはある程度納得できるが、そうでない方にはきわめてショッキングな内容かもしれない。一部を引用すると「多くの予防医療に医療費抑制効果はありません。これは医療経済学の専門家の共通認識です。医療経済学の大家であるミルトン・ワインシュタイン米ハーバード大教授らが2008年に発表した論文によれば、予防医療の費用対効果に関する1,500の研究結果のうち、医療費削減効果を認めた予防医療サービスは20％以下でした。この割合は治療的サービスと同等であり、同じ疾患に対して予防が治療と比べて特別に医療費を抑制するわけではないことも示されました」とある。さらに「メタボ健診が短期的には医療費を下げる可能性を示すデータはいくつかあります。レセプト情報・特定健康診査等情報データベース（NDB）を用いて2014年に実施された分析によれば、特定保健指導を受けたグループは、受けなかったグループに比べて、翌年度の高血圧・脂質代謝異常・糖尿病治療にかかった１人当たり外来医療費が、

＊ https://doi.org/10.1136/bmj.g3617

男性では5,340円（34.8％）、女性では7,550円（34.0％）低くなっていました。しかし、（中略）メタボ健診によって高額の医療費や介護費がかかるタイミングが先送りされるのであって、一生涯の総額で見れば医療費・介護費の抑制につながるわけではありません」とある。

　総じて言えば、早期発見・早期治療で単純に生命が延長し、しかも医療費が抑制でき、しかも関連ビジネスが成長するなどというのは、現時点ではまだ医学的に証明されているとは言えない。もちろん、ここで紹介した論文や考え方が全て正しいと考えるのもまた早計だろう。仮に正しいとしても、それは国全体のような集団でみた場合の話であり、個々人でみれば予防や早期発見・早期治療の効果が明らかな場合もあるだろう。つまり、決して個々人の健診や健康づくりの意義そのものを全否定するものではない。それにしても、引き続きこうした研究の成果を注視していくべきだろう。

これから

　厚労省はこれまで医療にかかる行政を一手に引き受けてきた。とりわけ診療報酬は、多岐にわたり、きわめて専門的な内容を含むため、構想の段階から点数表の作成や解釈通知の発出に至るまで、厚生労働省の官僚たちの独壇場であった。

　しかし近年、厚労省の外からの風圧が強まりつつある。財務省等から聞こえてくるのは、診療報酬を議論する場である中医協や、中医協を通じての診療報酬改定のプロセスや意義についての問題提起である。中心となる考え方は、前述のように“診療報酬を通じての経済誘導は限界であり、生ぬるい。地域医療構想とそれに基づく必要病床数の算定など、もっと強制力のある方法でなければダメ”ということのようだ。さらに官邸筋はもっと根源的なところまで踏み込み、経済財政諮問会議が、一段高い位置から中医協を監視・指導し、具体的な診療報酬改定の方針や姿にまで注文をつけるべきとする考えまで持っているようだ。

　しかし、診療報酬改定をめぐっては、実態に即したもっと地に足のついた議論が重要である。医療行政をあずかる厚生労働省の立場に立てば、前述のDPCのEFファイルやNDBなどのデータを基にして、科学的に論理構築して対応すべきであろう。

　一方、今後の医療制度、医療保険制度の方向性は比較的予見しやすいと言える。繰り返しになるが、あらゆる審議会、委員会、懇談会が原則公開となり、議事録や資料もネット上で公開されている。解説まで加えたオンライン雑誌も多数発刊されている。むしろあふれる情報の何をどう吸い上げ、整理し、分析するかがポイントになっている。表面をただ追うのではなく、その裏に隠された意図を読み解かねばならない。独自に読みこなして分析するのは容易ではないが、医療関係者側の情報収集、

137

分析能力がこれからの命運を分けるといっても過言ではない。

　縷々述べてきたように、官邸の考え方、発想もわかりやすいと言えばわかりやすい。国民に負担をもたらし、結果として政権の支持率低下に繋がりかねない増税は、現時点では許容できないということのようだ。したがって、医療費を含む社会保障全体の節約・適正化で増税回避ができる、あるいは先送りができるのならば、財務省の節約路線にも異論はないということのようだ。

参考文献

小松秀樹『医療崩壊－「立ち去り型サボタージュ」とは何か』朝日新聞社、2006年
有岡二郎『戦後医療の五十年－医療保険制度の舞台裏』日本醫事新報社、1997年
諸橋芳夫『日月無私照』全国自治体病院協議会、1995年
武見太郎、有岡二郎『実録日本医師会：日本医師会長25年の記録』朝日出版社、1983年
日本医師会『日本医師会創立記念誌：戦後五十年のあゆみ』日本医師会、1997年

二木立『二木立の医療経済・政策学関連ニューズレター』2014年3月、通巻116号
OECD『医療の質レビュー　日本　スタンダードの引き上げ　評価と提言』2014年11月5日
宇波弘貴「財務の視点から見た医療制度と平成28年度診療報酬改定」、『病院』75巻12号、2016年12月、医学書院
「日本の心臓・大血管外科レベルは欧米を超えているか？」、『日本外科学会雑誌』第113巻第3号、2012年、日本外科学会
「オプジーボ国内価格 英の5倍、米の2.5倍－保団連 高薬価是正を求め記者会見－」、『全国保険医新聞』2016年9月15日号、全国保険医団体連合会
「コストを語らずにきた代償」、『週刊医学界新聞』第3165号、2016年3月7日、医学書院
Vinay Prasad. Why cancer screening has never been shown to "save lives" and what we can do about it. *BMJ* 2016;352:h6080.
Lasse T Krogsbøll, et al. General health checks in adults for reducing morbidity and mortality from disease: Cochrane systematic review and meta-analysis. *BMJ* 2012;345:e7191
Alain Braillon, et al. NHS health checks are a waste of resources. *BMJ* 2015;350:h1006
Torben Jørgensen, et al. Effect of screening and lifestyle counselling on incidence of ischaemic heart disease in general population: Inter99 randomised trial. *BMJ* 2014;348:g3617

索引

あ行

医師法　3, 113
医薬分業　23, 29, 55, 60-62, 83
医療機器　28, 32-35, 83, 98
医療技術評価　100, **101**
医療計画　**3**, 4, 6, 103, 104, 107
医療経済実態調査　24, 25, 48, 49, 53
医療費亡国論　**39**, 40, 60
医療部会　6, 24, 25, 42
医療法　3, 6, 104
医療保険制度　3, 5, 15, 39
医療保険部会　6, 24, 25, 42
オプジーボ　26, 71, 72, 97, 99

か行

外保連試案　85, **93**
加重平均値方式　29
画期性加算　98
基準病床数制度　4
機能別収載　35, 83
供給者誘発需要　**106**, 107
行政刷新会議　**45**, 46
薬漬け　29, 60
経済財政諮問会議　66, 72, 86, 115
経時変動調査　29, **30**
原価計算方式　**31**, 97, 98
健康保険法　15, 23, 27
健診　132-136
公益委員　7, **8**, 11
高額医薬品　26, 71, **97**, 98, 99, 101

高額療養費制度　5, **17**

後期高齢者医療制度　16
公定価格　5, 7, 22, 26, 29, 83
国際金融経済分析会合　69, 81
国民医療費　17-22, 40, 108, 126
国民医療費適正化総合対策本部　40
国民皆保険制度　**15**, 117
国民健康保険　8, 9, 15-17
国立医療技術評価機構　**101**
国家公務員制度改革基本法　64

さ行

再就職等監視委員会　65
財政健全化　66, 67, 75, 76, 82, 116
在宅療養　4, 132, 133
最適使用推進ガイドライン　99
材料価格基準　**33**
三党連立政権合意　44, 119
三位一体改革　62, 63
事業仕分け　**45**, 46, 47, 49, 51, 52
自計調査　30, 31
支払側委員　**8**, 9, 41
下村－臼田事件　6-8, 23, 40, 85
社会保険医療協議会法　7-9
社会保障審議会　6, 24, 25, 42
消費税　29, 53, 67-69, 72-74, 81, 118, 132
消費増税　68-70, 72, 73, 76, 81
診断群分類包括評価　**84**
診療側委員　**8**, 9

診療報酬　**5**, 22-26, 54, 124

政策医療　110

政党助成金制度　63

専門医制度　**102**

早期発見・早期治療　123, 135, 136

た行

体外診断用医薬品　32, **35**, 36

他計調査　30

地域医療計画　3, 103, 104, 107

地域医療構想　82, 102, 103, **104**, 105, 107, 112

地域差指数　107

地域包括ケアシステム　**132**

調剤報酬　53, 55, 61, 83, 124, 130, 131

出来高払い制　**22**

特殊法人等整理合理化計画　64

特定保険医療材料　32, **33**, 34

は行

バルクライン方式　29

病床機能報告制度　**103**, 107

フリーアクセス　16

ペイフォーパフォーマンス　**100**

保険医療材料専門部会　10, 33

保険者　7-9, 16-18, 20, 22, 23, 40, 101, 118

ま行

マイナス改定　23, 52

民主党政権　9, 43, 44, 64, 119, 120

銘柄別収載　35, 83

や行

薬価基準　22, **26**, 27-29, 31, 35, 83

薬価基準収載品目　**27**

薬価算定　**29**, 30-32, 83

薬価算定組織　10, **31**

薬価専門部会　10, **31**, 32

薬価調査　24-26, 28, **29**, 83

薬価本調査　**29**, 30

有識者会議　42

予防　39, 118, 123, 132, 133, 135

ら行

類似薬効比較方式Ⅰ　**31**

類似薬効比較方式Ⅱ　**31**

老人保健法　40

アルファベット

DPC　**84**, 85, 86, 89, 90, 94, 96, 102, 113

DPC/PDPS　**100**

DRG/PPS　**100**

EF統合ファイル　85, **89**

HTA　99, **101**

JACVSD　**93**

NCD　85, **90**, 91, 93, 102

NDB　85, 86, **89**, 90, 135

NICE　**101**

P4P　**100**, 101

141

[著者]

佐藤　敏信（さとう　としのぶ）

久留米大学特命教授（医療政策担当）
日医総研客員研究員

1983年山口大学医学部卒業。同年厚生省入省。大分県環境保健部健康対策課長、岩手県保健福祉部部長、厚生労働省雇用均等児童家庭局母子保健課長、厚生労働省医政局指導課長などを経て、2008年に厚生労働省保険局医療課長、2010年に環境省総合環境政策局環境保健部長、2013年に厚生労働省健康局長を歴任。2017年より久留米大学特命教授。

THE 中医協
その変遷を踏まえ健康保険制度の『今』を探る

2018年12月25日　第1刷発行
2019年10月7日　第3刷発行

著者　佐藤　敏信
発行　株式会社薬事日報社　https://www.yakuji.co.jp/
　　　〒101-8648　東京都千代田区神田和泉町1-10-2
　　　電話　03-3862-2141（代表）　FAX　03-3866-8408
印刷・製本　山浦印刷株式会社

Ⓒ2018　ISBN978-4-8408-1477-5
落丁・乱丁本はお取り替えいたします。